便秘解消、お肌もつるつる

腸内すっきり！
コーヒーエネマ

渡邉勇四郎 監修

AT パブリケーション

はじめに

コーヒーエネマってご存知ですか？
専用のコーヒーを浣腸して、体に溜まった有害物質を体外に出し、
便秘の解消やさまざまな体調不良を改善させて、
ハリのある美肌を回復させる健康法です。
約１００年も前に療法としてはじまり、
今でも多くの人々に愛用されています。

しかし、残念ながらコーヒーエネマに関する誤った風評もあります。
はじめて耳にする人は驚かれ、「便は不浄の存在」といわれ敬遠されます。
でも、正しい方法でおこなえば、

本当は快適な生活を取り戻す健康法なのです。
それら「正しい情報をお伝えし、多くの人に知っていただきたい」
という思いを本書に込めて出版しました。

本書は、コーヒーエネマの知識と活用法を知っていただき、
はじめての方でも不安なく取り組んでいただけるように、
写真やイラスト、図解をまじえて、できるだけ分かり易く解説しました。

健康で美しくあるためには、食生活、運動、睡眠など
生活全般にわたる日頃の心構えが大切です。
コーヒーエネマを知っていただく機会に、毎日の生活を見直して、
いきいきと健やかに過ごしていただけることを願っています。

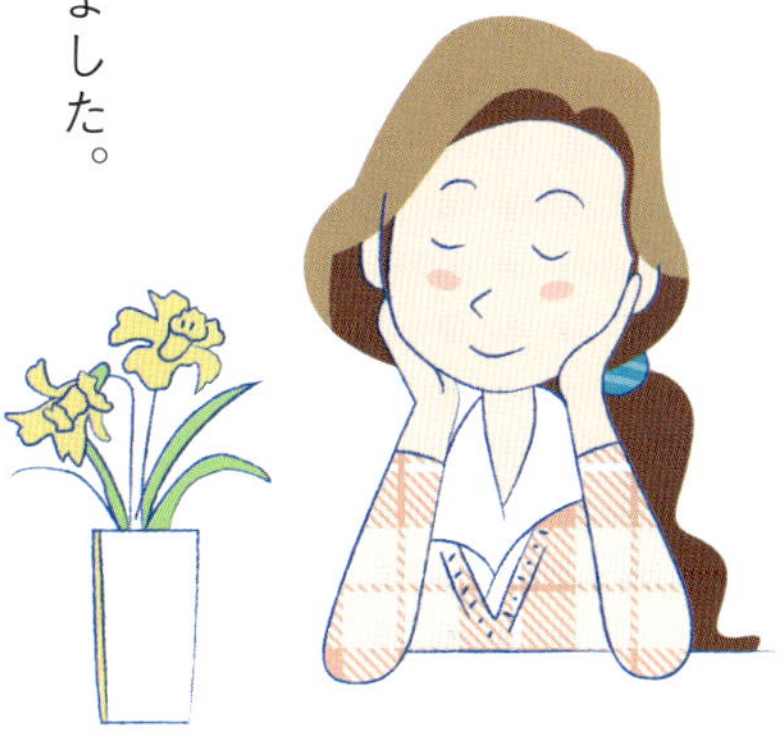

『腸内すっきり！ コーヒーエネマ』

contents

Part2 はじめてみよう！ コーヒーエネマ

Part3 こんなにすごい！ コーヒーエネマ

Part4
コーヒーエネマについてもっと知りたい！

Part 1

Coffee Enema

コーヒーエネマ ってなに？

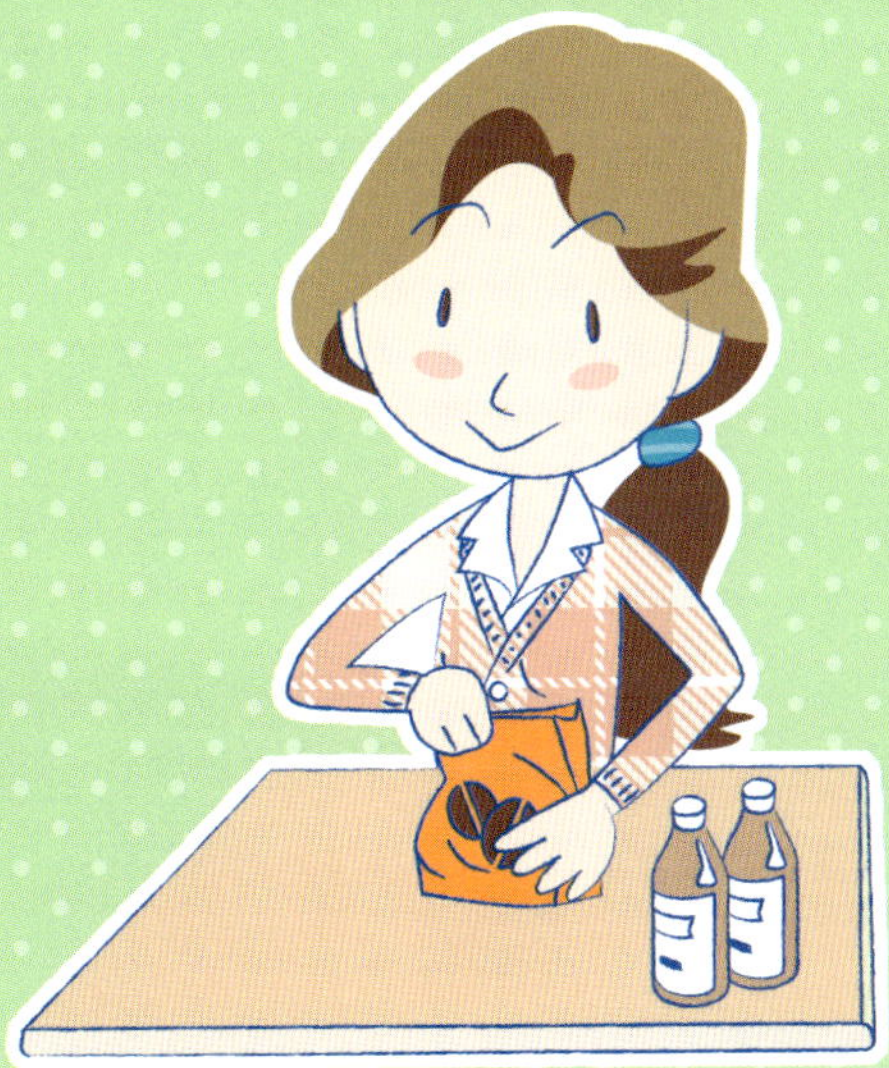

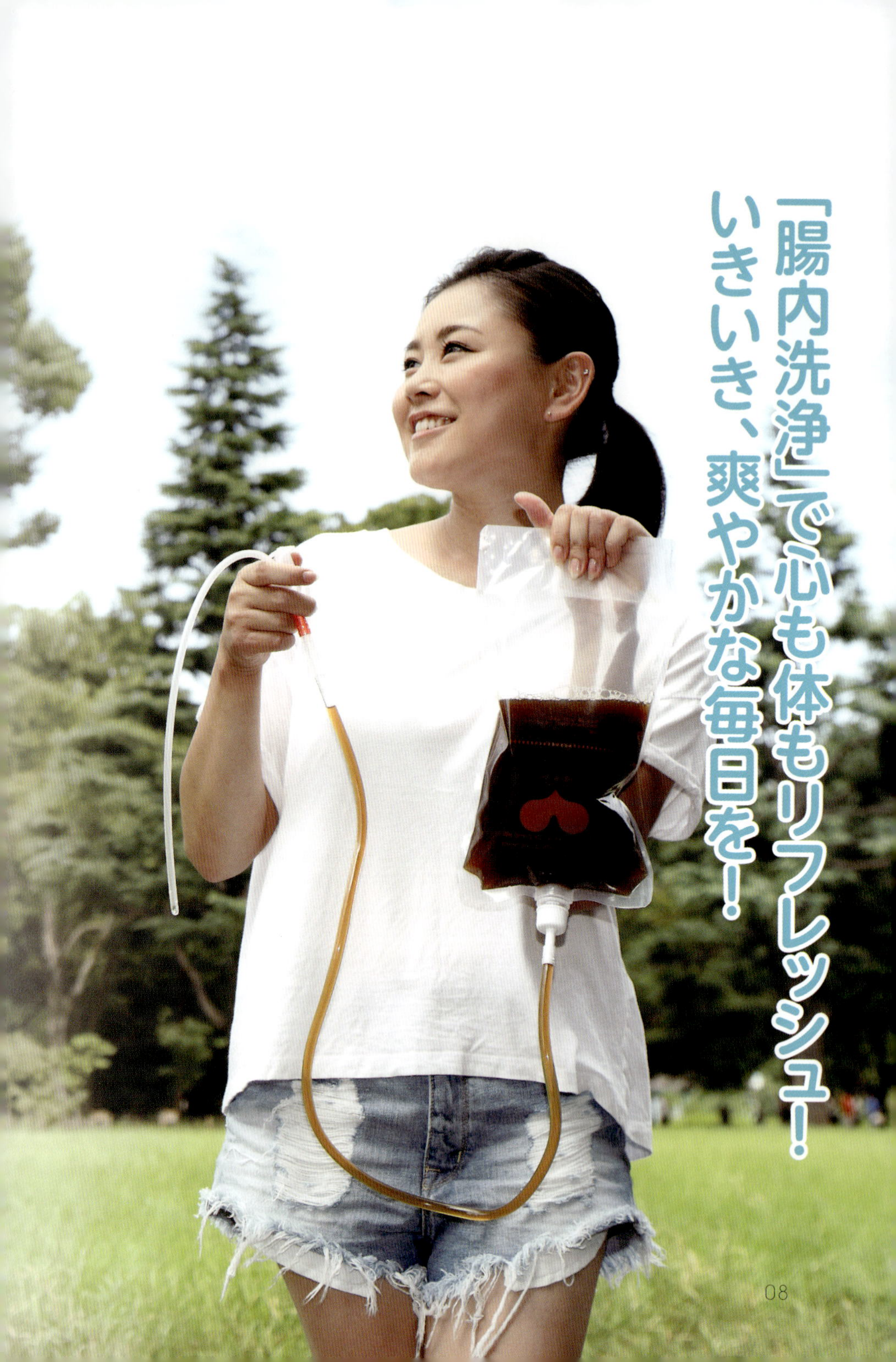

「腸内洗浄」で心も体もリフレッシュ！
いきいき、爽やかな毎日を！

「腸内洗浄」を自分でおこなう新しい健康法です

コーヒーエネマとは、専用のコーヒー液を「浣腸」によって腸内に注入し、腸内洗浄をおこなう健康法。“Enema”は日本語で「浣腸」という意味です。「コーヒー」と聞くと、毎日飲んでいる「飲料コーヒー」を想像されると思いますが、実はちょっと中身が違います。

エネマ専用コーヒーと優しい注入器具を使います

コーヒーエネマに使用するコーヒー豆は、すべて有機栽培のオーガニックにこだわり、乳酸菌発酵生産物、オリゴ糖、コタラヒムブツ、フコダイン、クロロゲン酸など、お腹に優しい成分も入っています。それらがブレンドされたエネマ専用コーヒーは、濃縮液の瓶入りや乾燥粉末のスティック状で、携帯や保存にも便利です。

エネマは、専用の器具（袋とチューブ）を用いておこないます。チューブは柔らかい塩化ビニル樹脂で、医療用具のカテーテルと同じ素材なので安心です。挿入口の直径はわずか数ミリとジュースのストローよりも細くなっています。

ふくろう博士の一口メモ

浣腸は自分でするのが法律規定です

日本では、医師免許を持たない人が他人に浣腸をおこなうことは違法となっています。使用する場合は活用目的や使用方法を正しく理解し、トラブルを回避することが大切です。

また、子供や高齢者、重病の方など、自分でできない場合の使用は避けてください。

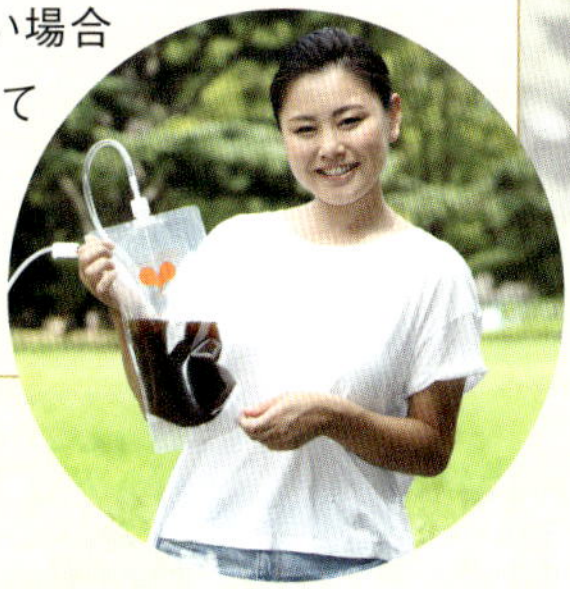

100年前の野戦病院で誕生「ゲルソン療法」とともに広まる

野戦病院で誕生したコーヒーエネマ

浣腸の歴史はとても古く、約２０００年も前からおこなわれていたそうです。古代ユダヤ教教典にも、「聖なる水の天使があなたの汚らわしさと悪臭を洗い流し、内面から清める…」と、「浣腸」の記述が残っています。

　コーヒーエネマが誕生したのは、１００年前の第一次世界大戦中。医師たちは激務の中、一杯のコーヒーで目を覚まし、それだけで活力を沸き起こしていました。そこで「これを浣腸すれば、痛みが緩和されるかも知れない」と、一人の看護師が考えたのです。

　野戦病院では薬が少なかったため、負傷兵の痛み軽減にコーヒーエネマが試されました。それまで水でおこなっていた浣腸に、コーヒー液を入れたところ、兵士たちの痛みは和らいだといいます。

ゲルソン療法から世界中へ

　この話に興味を持ったドイツのゲッティンゲン医科大学の二人の教授が、動物実験でその効果を検証。すると、コーヒーのカフェインが胆管を刺激して広げることが明らかになり、論文にまとめて発表したのです。

この論文を参考に、結核の研究が専門だったマックス・ゲルソン医学博士は、投薬だけでは完治が難しい慢性病患者たちに、食事療法とコーヒーエネマをおこない、患者たちの持つ自然治癒力を回復させ、症状を改善させせました。

臨床を重ねるうち、コーヒーエネマは肝臓の機能回復と解毒によいことが分かり、自らの著書で公表。食事療法を中心に「ゲルソン療法」として世界中に広まりました。

しかし、手術や投薬が最先端医療の当時、この療法は医学界からの反論やバッシングを受けました。この論争はいまだに続いています。

温故知新、代替療法として見直される

鍼灸やアーユルヴェーダ等々、近代西洋医学の代わりの「代替療法」が現在注目されています。ゲルソン博士がはるか昔に提唱した食事療法も、現在では当たり前になってきました。

コーヒーエネマがあらたな健康法として広まっているのも、こうした時代の流れなのかもしれません。

進化していくコーヒーエネマ

2000年前	古代ユダヤ教の教典　水で浣腸。
100年前	野戦病院では薬が少なく、代用としてコーヒーを入れる。
90年前	マックス・ゲルソン博士が食事療法と併用する。 代替療法として世界中に広まる。
14年前	日本初のエネマ専用コーヒーが製品化される。 美容や健康維持として愛用されている。

コーヒーエネマに期待できること

肝臓の解毒作用をサポート
有害物質を体の外に！

コーヒーに含まれるカフェインやテオフィリンなどは、肝臓の働きを助けて機能を回復させます。臓器の中で最も大きな肝臓は、体内に入った有害物質を解毒して、胆汁と一緒に排出します。肝臓は胆汁を生成して胆嚢に溜めておき、脂質の量に合わせて出し、余分な脂質を排出します。

しかし、飲酒や脂質過多の食生活が続くと、肝臓の働きは低下し、やがて様々な健康障害を招くことになります。

コーヒーエネマはこのような肝機能の働きを助け、体の自然治癒力を回復させます。腸内に入ったコーヒー液が胆管を広げ、胆汁の量を増やして、有害物質の排出を促がします。

有害物質の中には、発がん性を持つ腐敗物もあるので、速やかに排出することにより、がんなどの生活習慣病の予防にも役立ちます。

なお、コーヒー液は10分から12分程度で体に吸収されるので、その間は腸内に溜めておくのが理想です。

便秘は女性の大敵！
腸内洗浄で心も体もスッキリ

女性は外出先で排便を我慢する人が多く、便秘になりやすいといわれます。宿便に溜まった有害物質は、そのままにしていると腸が吸収してしま

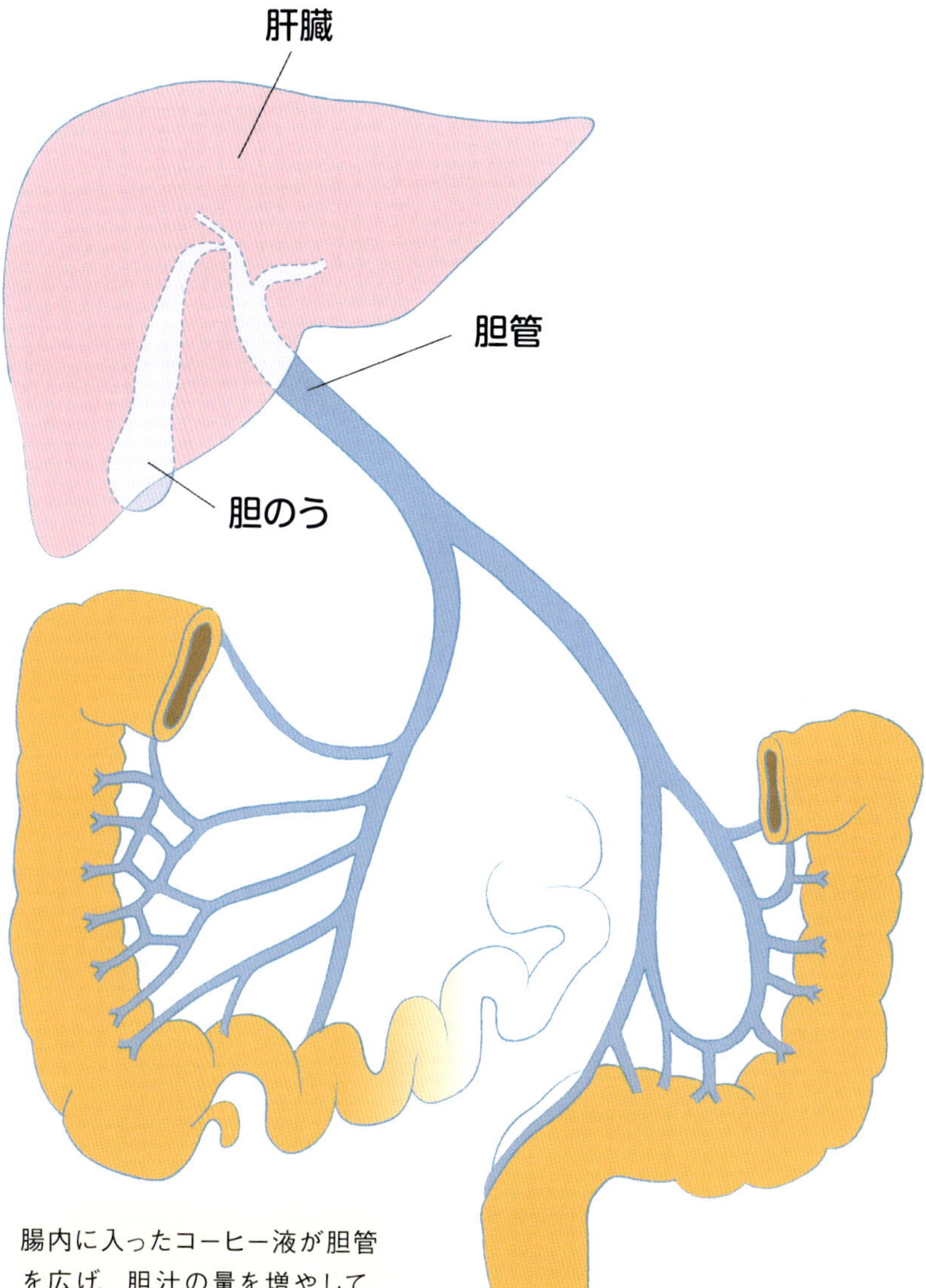

腸内に入ったコーヒー液が胆管を広げ、胆汁の量を増やして、有害物質の排出を促す。

うので、体のダメージになります。生活習慣病や肌トラブルにも繋がるので、快便が重要なのです。

また、腸内で活動する乳酸菌は、便が溜まると悪玉菌が増え、やがて腐敗して悪臭も強くなり、ガスも発生します。便秘になると便の水分が減り硬くてコロコロになり、活性酸素も増えて腸内が酸化するので、体調不良の要因にもなります。

コーヒーエネマで計画的に排便すれば、宿便が引き起こすトラブルを防ぐことができます。

便が腐敗する前に、コーヒーエネマを上手に活用しましょう。

美容と健康によい8つのメリット 健康でポジティブなライフスタイルを！

コーヒーエネマには免疫調整作用やセロトニン上昇作用も確認されています。

疲れやすい肝臓や腸内の働きを取り戻して、血色の良い若々しい潤い肌を復活させましょう。さらに免疫力をアップさせて、健康的でポジティブなライフスタイルを楽しみましょう。

左ページの図に、おもな8つのメリットをあげてみました。ただし、これには使用回数や期間により、個人差があります。

POINT!

コーヒーエネマを使用する前に

まず生活習慣を見直しましょう。適度な運動で生活に必要な筋肉を保持して、栄養バランスのよい食生活をおこなってから、コーヒーエネマを活用するのが基本です。

注目！ コーヒーエネマ8つのメリット

メリット 1 美肌効果

肝臓の働きで有害物質を排出。つまりデトックス！ 解毒して肌をきれいに。美白も期待できます。

メリット 2 ダイエット

肝臓にある酵素の働きで、脂肪を燃焼させエネルギーに変換。内臓脂肪の解消にも役立ちます。

メリット 3 疲労感の軽減

肝臓機能が回復すると、疲れやすさが改善。新陳代謝も効率よくなり、若さを取り戻せるかも。

メリット 4 免疫力アップ

免疫調整作用があり、ナチュラルキラー細胞（NK 細胞）も活性化され、免疫機能が高まります。

メリット 5 便秘の解消

腸内に注入したコーヒー液が排便を促がすので、即座に排泄。お腹のはりがなくなりスッキリ！

メリット 6 ストレス解消

神経伝達物質のセロトニン濃度が上昇。心身の安定や安らぎ感をもたらす「幸せホルモン」です。

メリット 7 がん予防

発がん性をもつ腐敗産物を肝臓の働きにより、効率よく解毒するので、がんの予防にも役立ちます。

メリット 8 生活習慣病予防

脂肪の減少や抗酸化作用など、高血圧や高血糖、血中コレステロール値の上昇を抑制します。

注意

食品から作られたコーヒーエネマは、薬ではありません。
症状のある方は過度の期待をせず、必ず専門医の診察を受けましょう

植物由来の天然素材を配合
ダイエットもサポート

主成分のコーヒー生豆

有機栽培で作られたコロンビア産コーヒー生豆100％が主原料です。エネマで必要となる主成分のカフェインやデオフィリンが豊富です。ゲルソン療法で使用するコーヒーと同様に無農薬、無化学肥料のオーガニックコーヒーにこだわりました。アレルギー物質なし、遺伝子組換えなし、一般細菌類検査など厳しくチェック、公的機関の検査をクリアして、健康に配慮したコーヒーです。

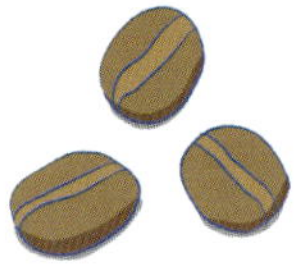

●乳酸菌発酵生産物（大豆植物由来）

免疫力をアップ

味噌や豆腐などの大豆醗酵物。牛乳やヨーグルト由来ではなく植物生まれの乳酸菌。整腸作用、腸内老化予防、免疫調整、抗アレルギー、内臓脂肪改善、血中コレステロールの低下、血糖や血圧調整、血流改善、更年期障害改善などの作用が認められています。

●オリゴ糖

善玉菌を育てる

ビフィズス菌などのエサとなり、腸内の善玉菌を増やします。腸はオリゴ糖を吸収しないので、腸内細菌はオリゴ糖を栄養として活動。お腹の調子を整え、生理活性作用が期待されます。

●海藻抽出エキス（フコダイン）

便通を促す

モズクなど褐藻類のネバネバ成分に多く含まれる食物繊維です。肝機能改善、血中コレステロール低下作用、血圧の上昇抑制、抗菌作用、アレルギー抑制、抗酸化作用があり、アポトーシス誘導による抗がん作用があることも分かりました。

●サラシア・レティキュラータエキス

体脂肪を減少させる

別名はコタラヒムブツ。インド伝統医学「アーユルヴェーダ」では、肥満や糖尿病治療に使われる植物。炭水化物をブドウ糖へ分解する作用のある腸内酵素α-グルコシダーゼや、α-アミラーゼを阻害することで、糖の吸収を抑え、血糖値を改善。中性脂肪の減少や体重減少も認められる、スリランカでは貴重なハーブです。

●生コーヒー豆抽出物（クロロゲン酸）

抗酸化作用とダイエット

クロロゲン酸は強い抗酸化作用があり、脂肪を取り込み、効率よく燃焼してエネルギーに変換するので体脂肪も減少。肝臓や筋肉の細胞内にあるミトコンドリアは、酵素の働きで燃焼し、エネルギーに変換します。コーヒークロロゲン酸は、このミトコンドリアに働きかけ、脂肪の取り込みを促進。生コーヒー豆抽出物は「効果的ダイエット素材」として、全米では話題の成分です。

成分調整材

環状オリゴ糖

　原木から抽出したコタラヒムエキスを粉末にするために必要な成分。ブドウ糖が環状になったオリゴ糖で、中心部に開いた穴に他の物質を取り込む作用があります。甘味はなく腸が吸収するオリゴ糖です。

乳酸＋クエン酸（天然由来）

　腸内の悪玉菌が住みにくい環境のｐＨ３～４を保つ成分です。単一では下がり過ぎるので、２つの成分を微量に配合。善玉菌の住みやすい環境を保ちます。

増粘剤（キサンタン）

　コーヒーのタンパク成分がｐＨ4.6を下回ると固まってしまうので、凝固反応を回避するために配合しています。体に優しい天然由来成分です。

ふくろう博士の一口メモ　コーヒー豆の表示について

　「オーガニックコーヒー」と表示できるのはコーヒー単品の場合のみ。エネマ用コーヒーにはその他の成分を配合しているためオーガニックの表示ができません。

注意　一般的な含有成分の有効性を記載しており、コーヒーエネマの効果ではありません。

Part2

Coffee Enema

はじめてみよう！
コーヒーエネマ

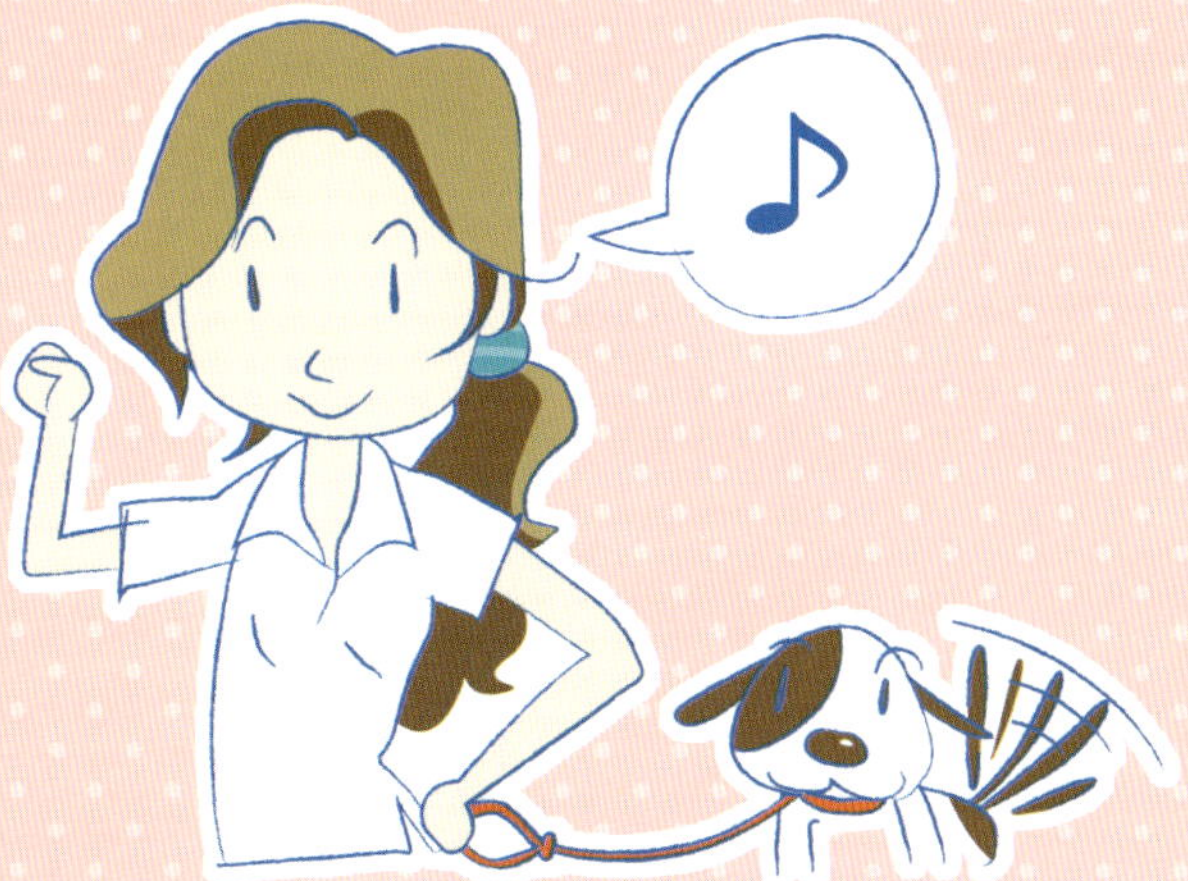

それでは、実際に
コーヒーエネマを
使ってみましょう

決して無理をせず、あせらず、ゆっくり深呼吸をしてリラックス

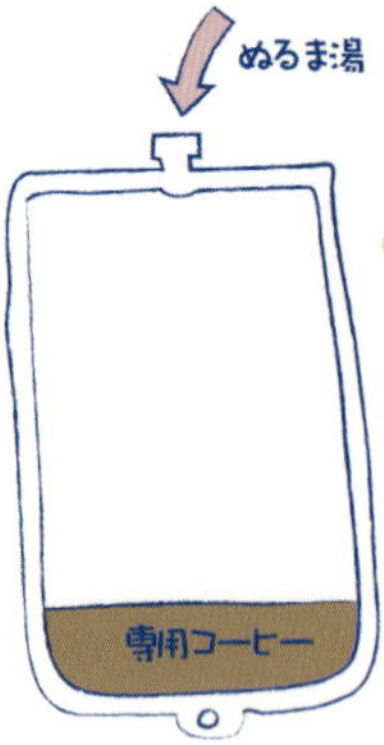

1 濃縮の専用コーヒーにぬるま湯を加える

袋に濃縮液または粉末を入れ、1ℓ目安の点線までぬるま湯（37度～42度程度）を注ぐ。

注意：熱いお湯はバッグが溶解するので注げません。

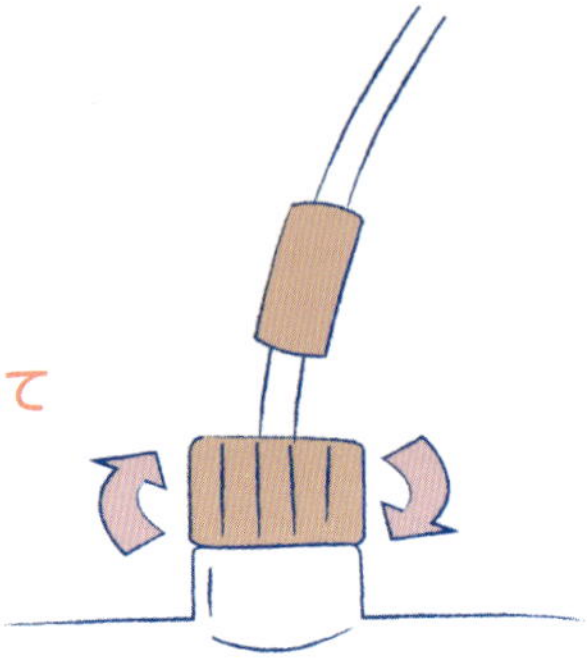

2 チューブのキャップを回して袋に取付ける

3 袋を逆さまにして液を出しストッパーを締めるチューブ内の空気は抜いておく

S字フックを付けて50cmから1mの高さに吊り下げる。高さは好みで加減する。手で持っても大丈夫。

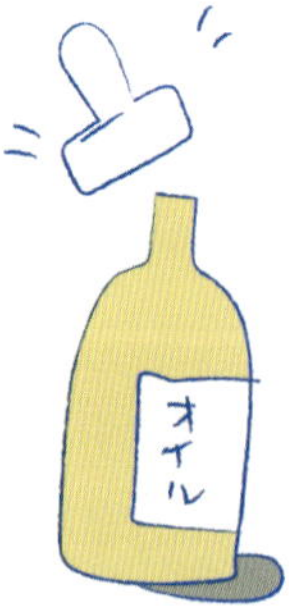

4 肛門にホホバオイルを塗る

挿入をスムーズにするため、指に2～3滴付けて肛門にそっと塗る。

5 チューブを挿入してストッパーを開放
コーヒー液は 2 分程度で注入

チューブの挿入は数 cm から、20cm まで。ストッパーでそれ以上は入らない。はじめはすぐに便意があるので、がまんせず排泄して、何回かに分けてもよい。体内にガスが溜まっていると、数分以上かかることも。

6 腸内に溜めたままで
安静に

腸内に 12 分程度溜めておく。楽な体勢はあお向けになること。

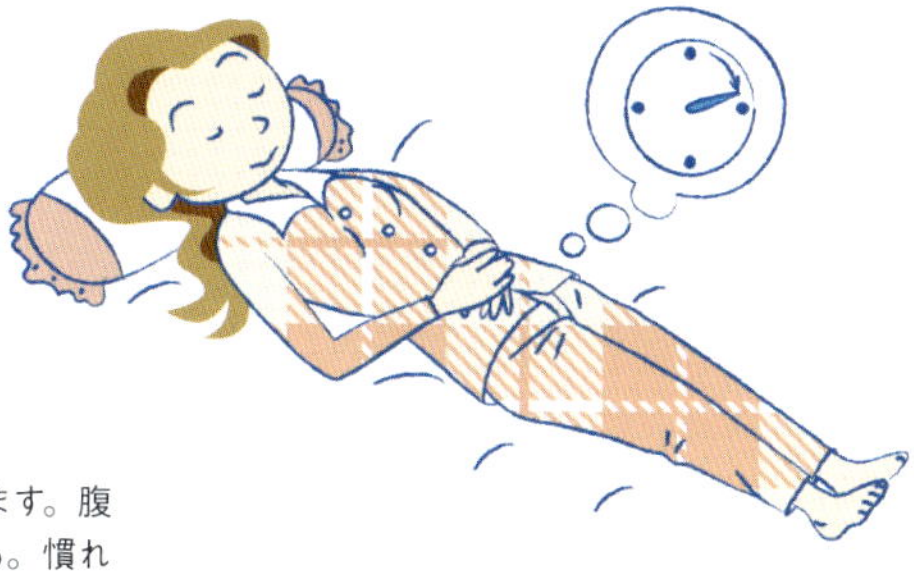

7 排便は力まず
排泄後は清潔に

はじめは 2 ～ 3 回便意の波があります。腹部を軽く押して便意を促がすことも。慣れるまでは力み過ぎない。緩んだ肛門括約筋を引き締めることも大切。

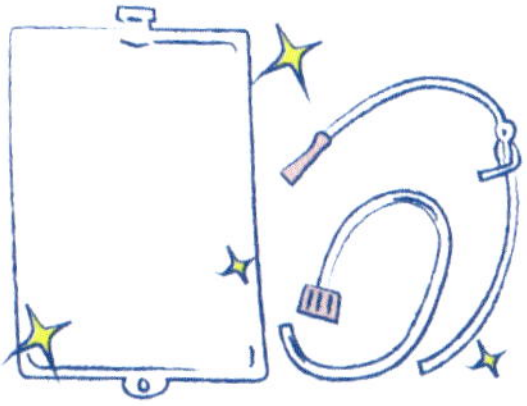

8 エネマ器具を洗う

器具は衛生面にも気をつけて保管。

ゲルソン療法から

肝臓機能の効果を高めるには、身体の右側を下に横たえて（無理ならばあお向け）、両足は腹部まで膝を曲げておく。深呼吸をして、結腸のあらゆる部分に吸収されるように、12 分程度体内に溜めておく。

注意：無理に溜めておくと、腹部けいれんを起こすことがあるので頑張り過ぎない。

ふくろう博士の一口メモ

慣れるまではあせらないで！

腸内におよそ 12 分程度は溜めておきたいのですが、はじめは違和感がありますので、慣れるまでは決して無理をせず、我慢しないで途中で排泄しても OK です。

コーヒーエネマの
効果を高めるために、
エクササイズも
取り入れましょう！

かんたんなエクササイズで、エネマ効果もアップ！

Exercise 1

右と左に、息を吐きながら
体を交互に傾けます。
仙骨への刺激が腸に伝わります。

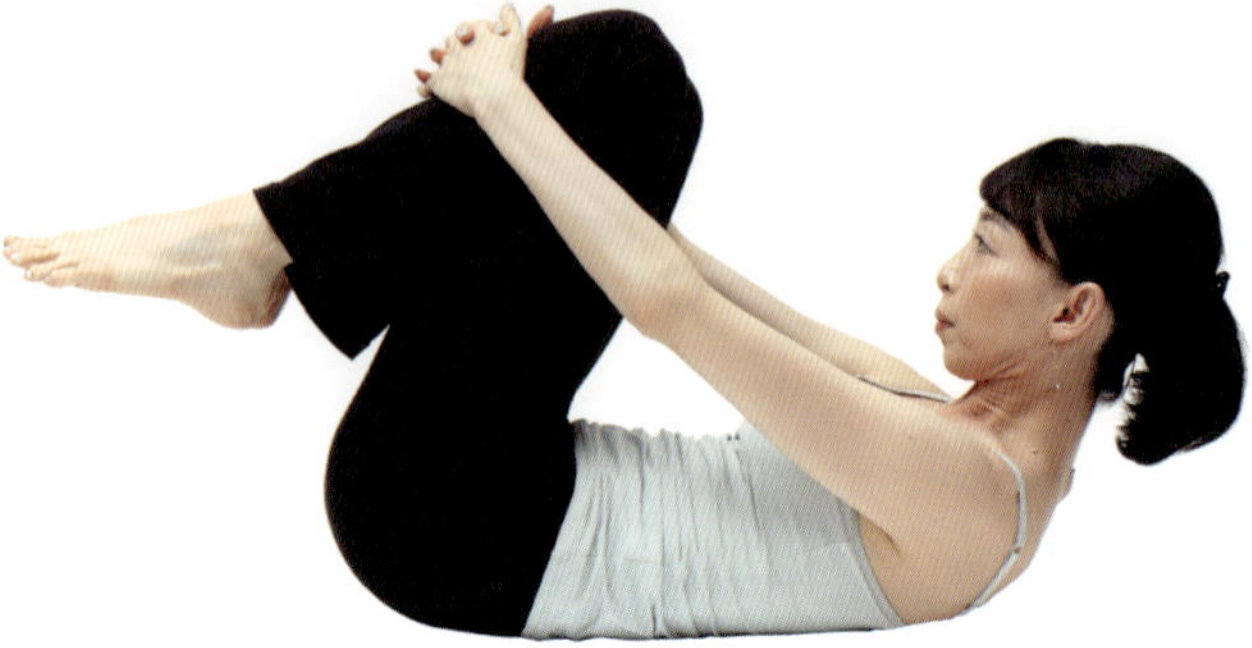

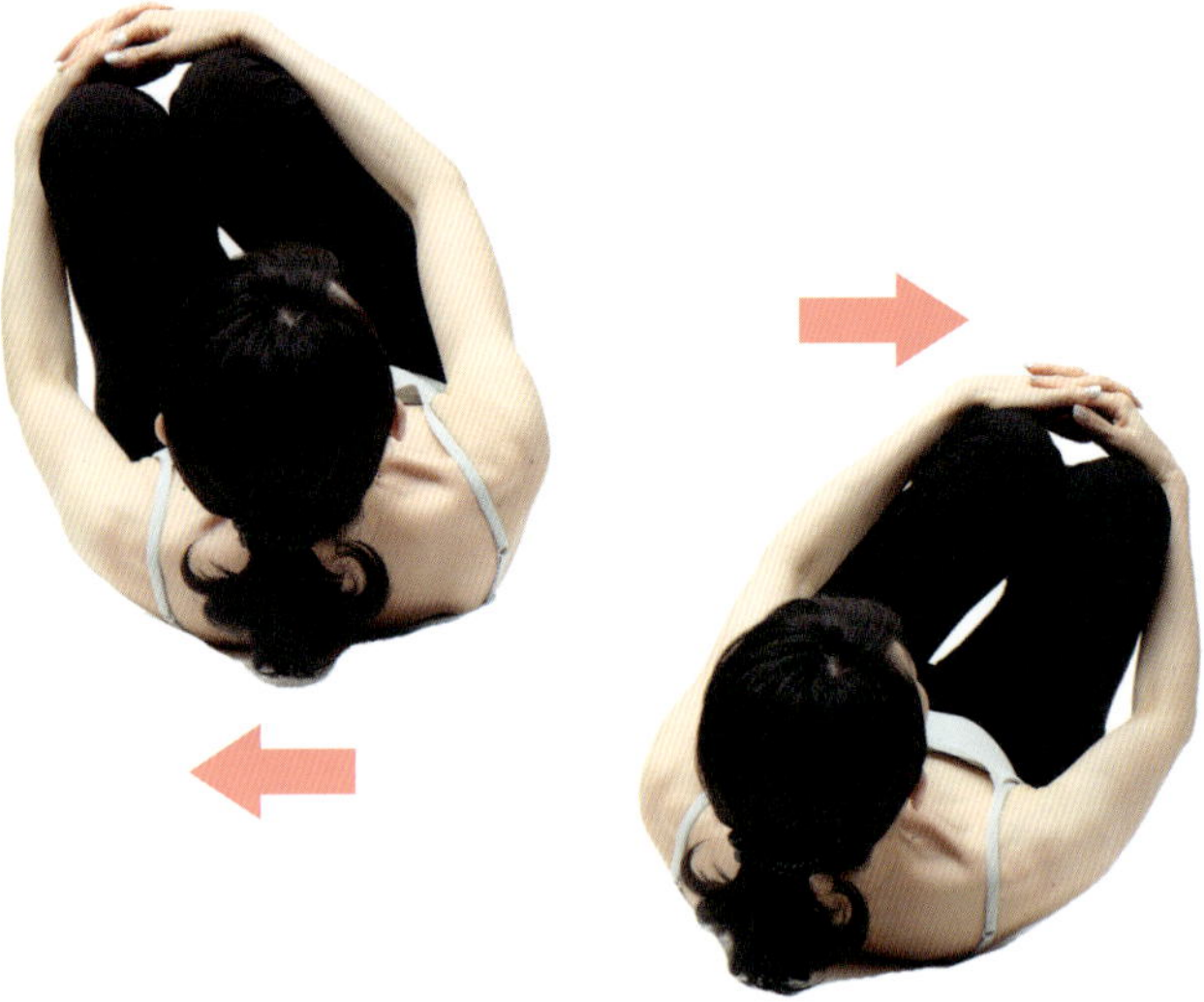

仰向けに寝て、膝をかかえます。
右と左に、体を交互に傾けます。
慣れていない方は、頭は床についてもかまいません。
傾けているところで息を吐きます。

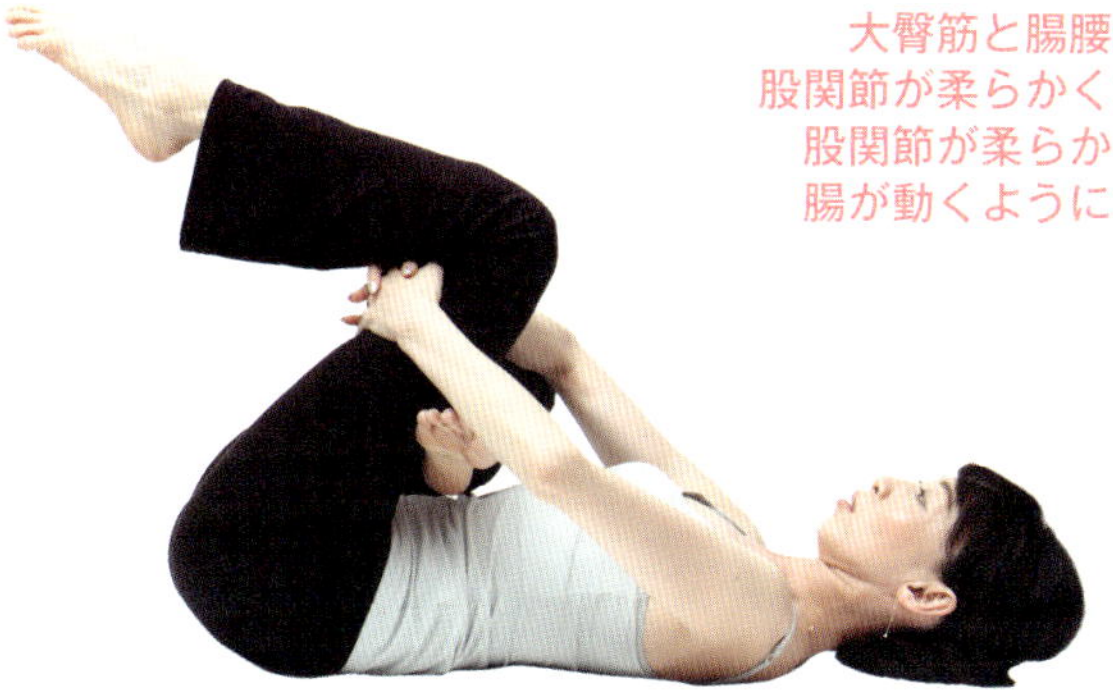

Exercise 2

大臀筋と腸腰筋が伸び、股関節が柔らかくなります。股関節が柔らかくなると、腸が動くようになります。

右足を左太ももの付け根まで引き寄せ、左脚を両腕で抱えて引っ張ります。これを左右交互に行います。
これも頭は床についていてもかまいません。

ふくろう博士の一口メモ

「アーチとカール」

「アーチ」と「カール」は、「ジャイロキネシス」というエクササイズの基本姿勢として提唱されているものです。「アーチ」の時には背骨が伸び、仙骨が上がり、おへそが前に出るイメージです。「カール」の時には背骨を丸め、仙骨が下がり、おへそを後ろに引くイメージです。このとき腹筋に力を入れるイメージを持ってください。

この２つの動きを意識して運動することで、腸と腹筋が刺激され、快適なお通じを促すことができます。

なお、ジャイロキネシスは、バレエダンサーのジュリオ・ホバス氏が開発したエクササイズです。はじめはバレエダンサーのためのエクササイズだったものが、今ではヨガやピラティスと並び、一般の方々にも広がり注目されています。

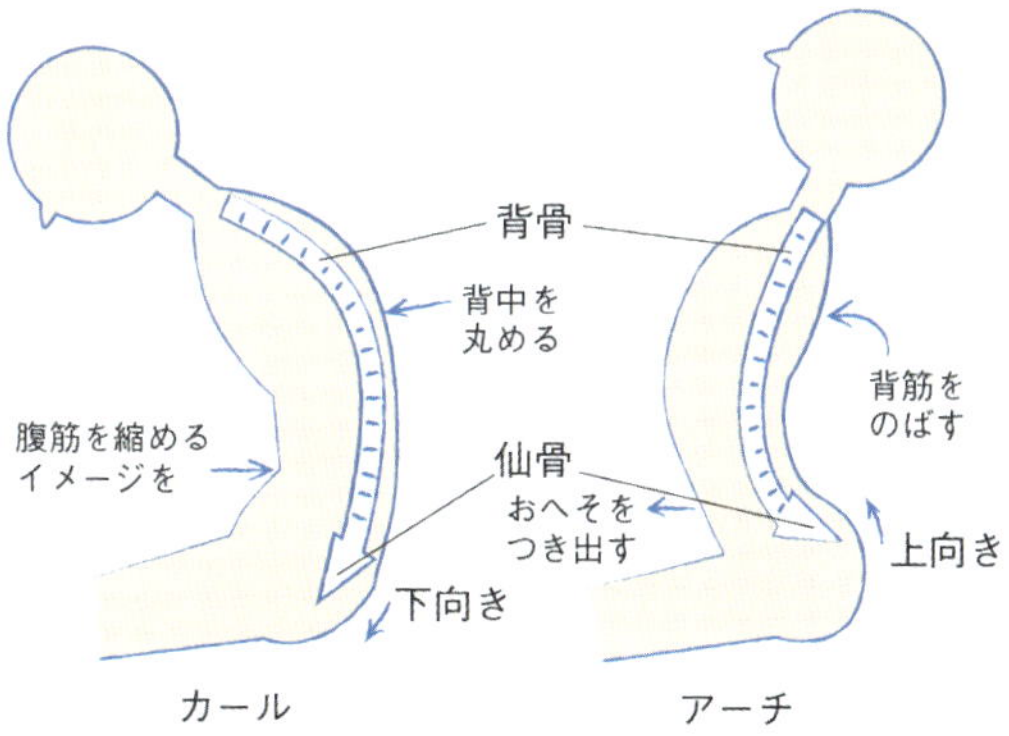

Exercise 3

腹筋と腸腰筋を
効果的に鍛える運動です。

足はできるだけ床につけずに、浮かせた状態で、片方の脚を手前に限界まで引きつける。
息を吐きながら引きつけてください。

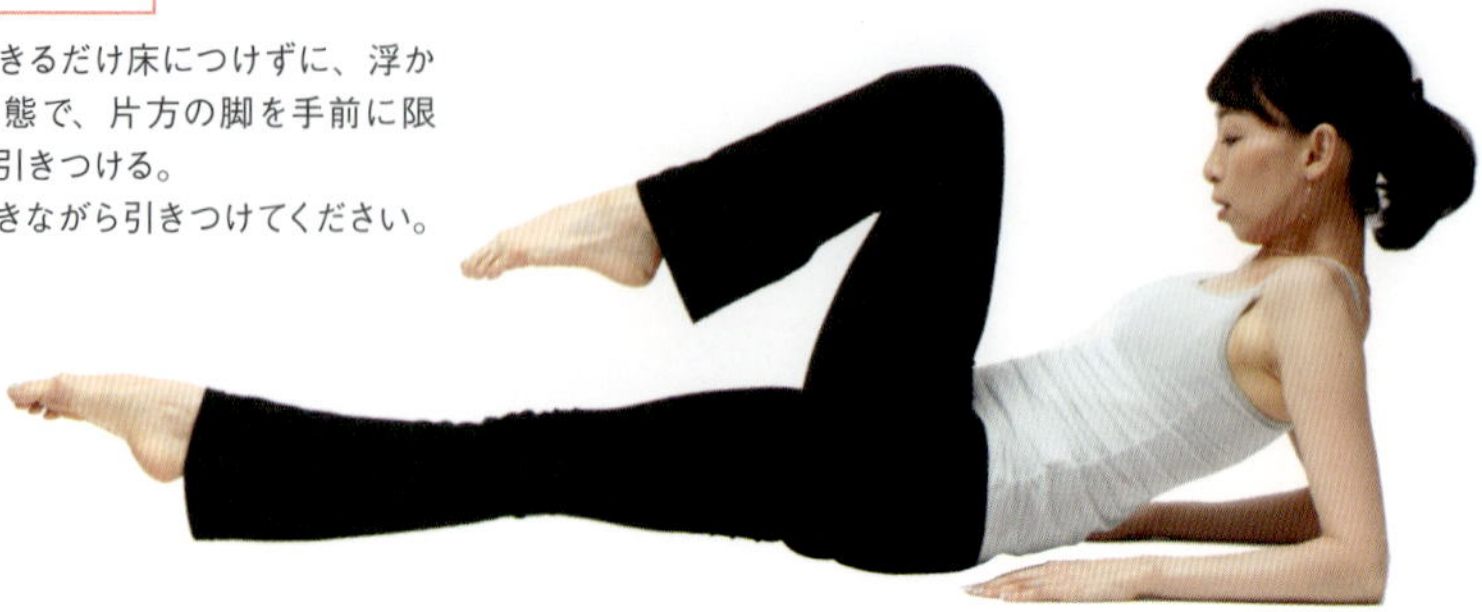

Exercise 4

腸、おなかをねじる運動です。
股関節周りを柔らかくするので、
みぞおちから股関節がほぐれてきます。

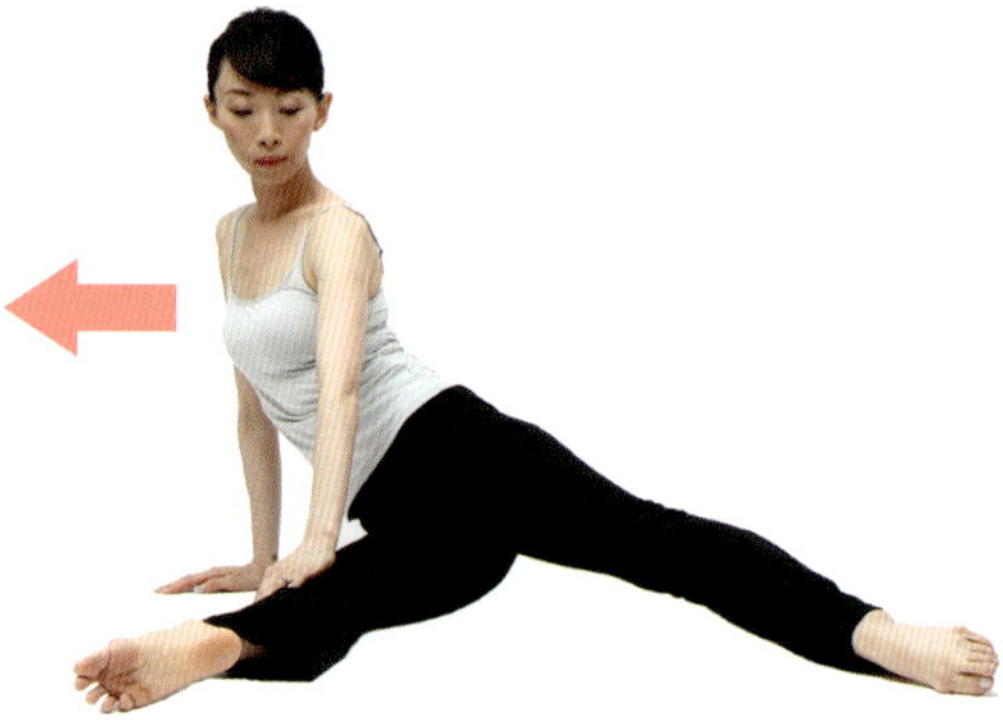

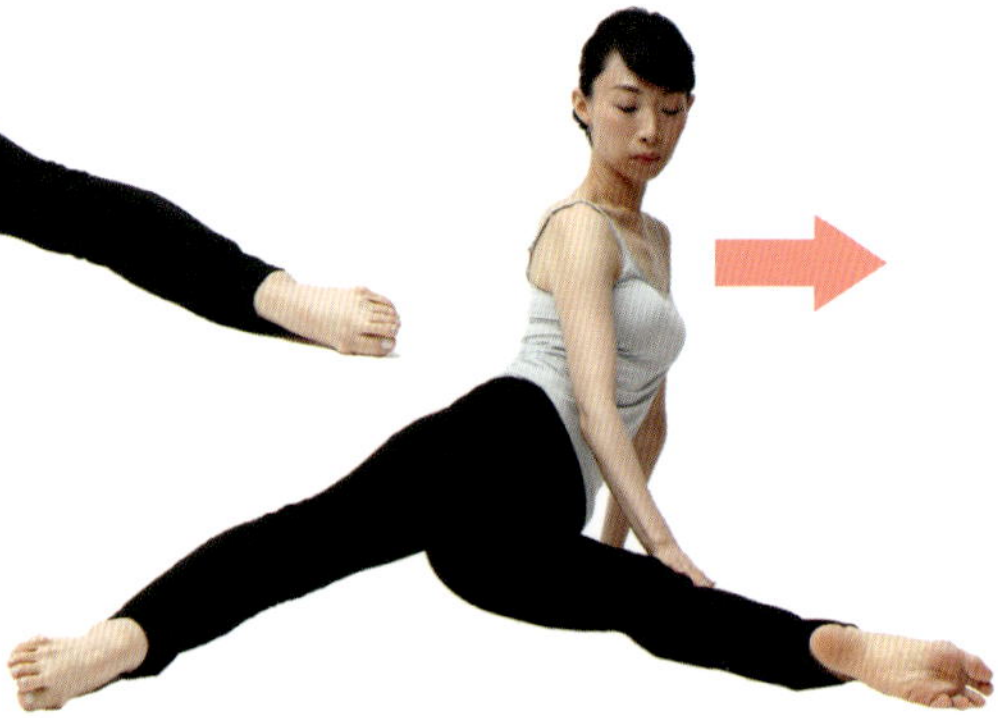

90 度程度に開脚し、片方のおしりに上体を乗せて、股関節をころんとねじります。これを左右で行います。このときには背筋を伸ばしてください。

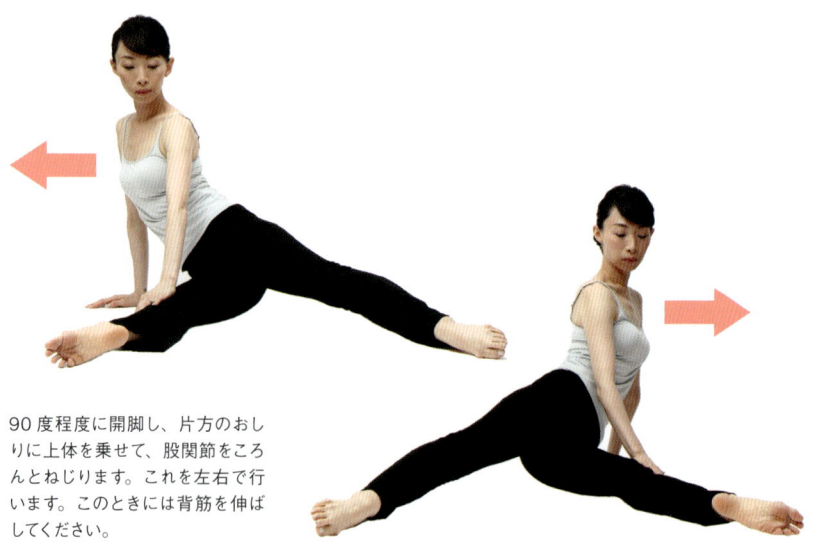

Exercise 5

「キャット」と呼ばれる運動です。
猫が伸びをしているような姿勢をとります。

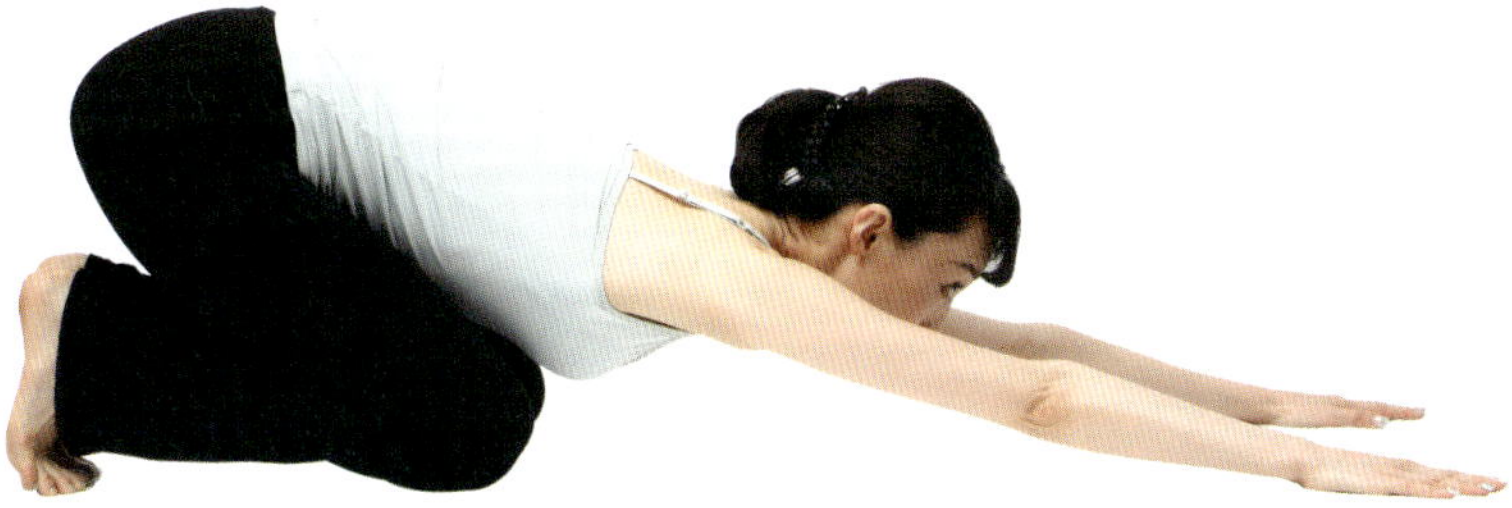

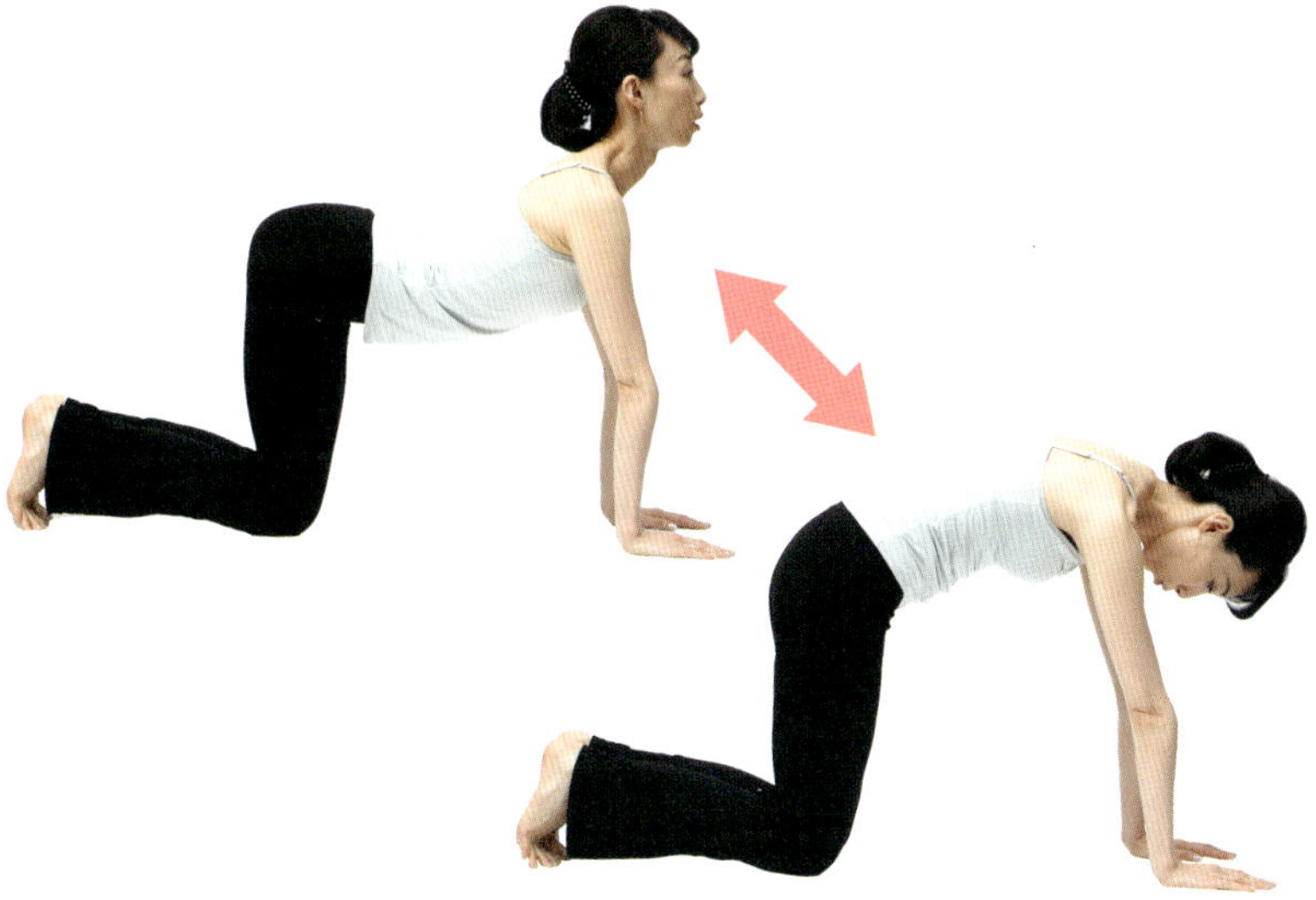

四つん這いになり、まず手をのばしお尻をつき出します。元の四つん這いにもどったら、その姿勢のまま、アーチとカールを繰り返します。カールのときに肛門を締める意識を持つと効果的でしょう。

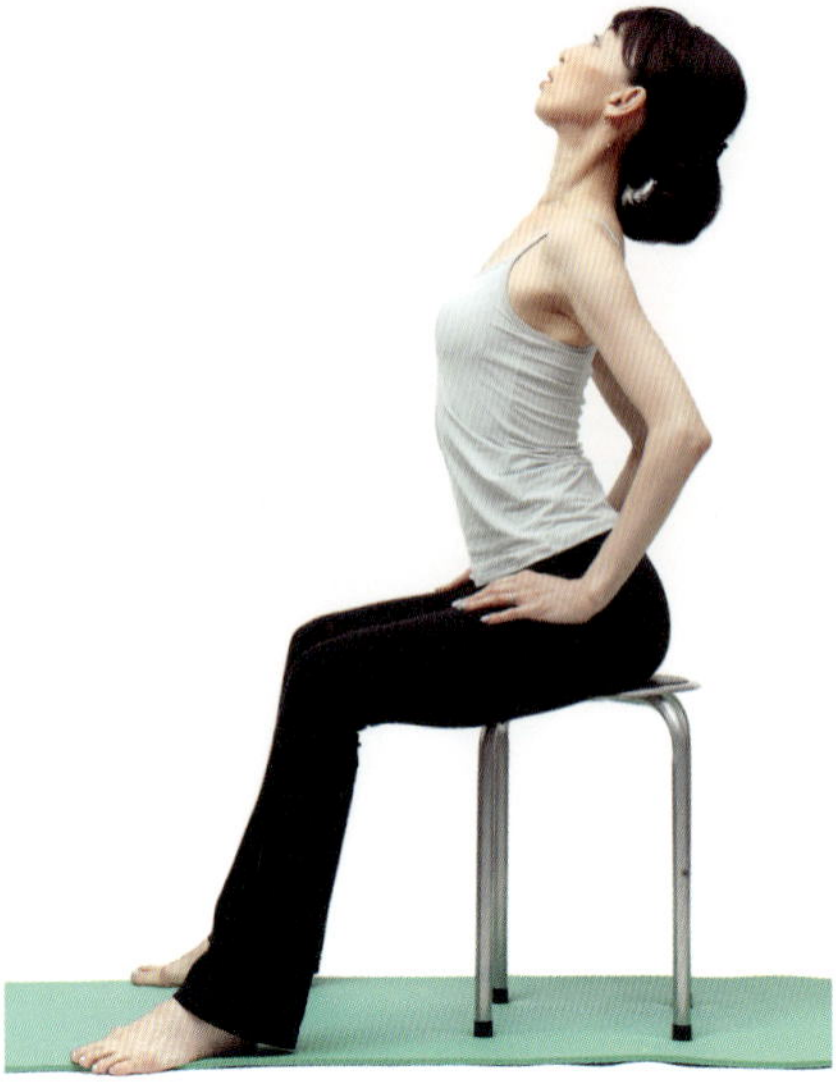

Exercise 6

「アーチ」と「カール」を意識するエクササイズです。
腹式呼吸をしっかり意識しながら、ゆっくり、おこなってください。「カール」の姿勢のとき、肛門に力を入れることを意識すると、肛門括約筋も同時に鍛えられ、効果的です。

椅子に座って、息を吸いながら、膝の上で腕を引き上体を「アーチ」にします。
息を吐きながら、背中を丸め、手を膝の上で滑らせ「カール」の状態になります。

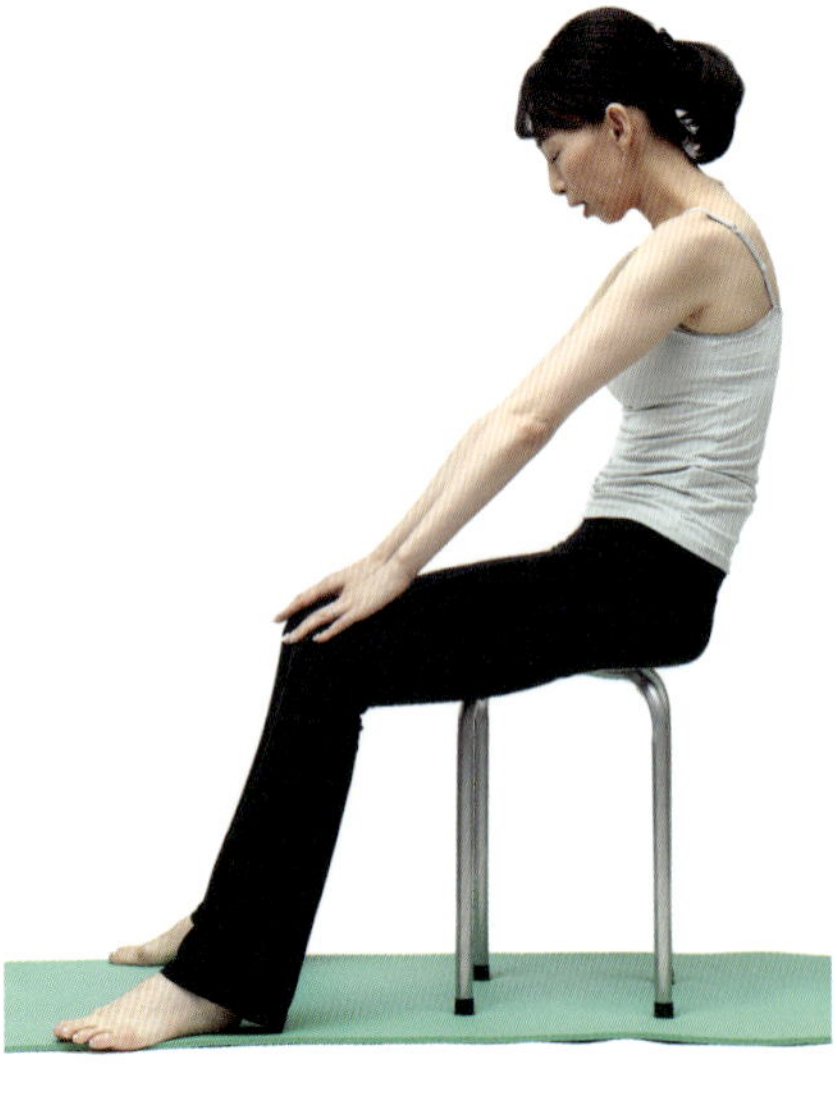

腸が喜ぶ お腹のマッサージ

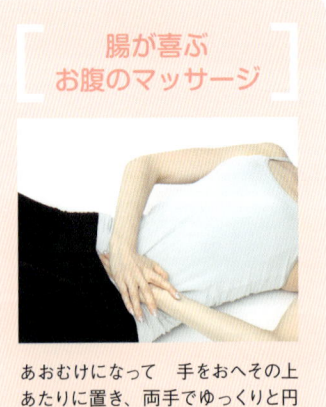

あおむけになって　手をおへその上あたりに置き、両手でゆっくりと円を描きます。腸が刺激されるのが分かるでしょう。

Exercise 7

ワカメのように状態を左右に揺らします。
お腹周りにとても効き、腸にもいい刺激が与えられます。

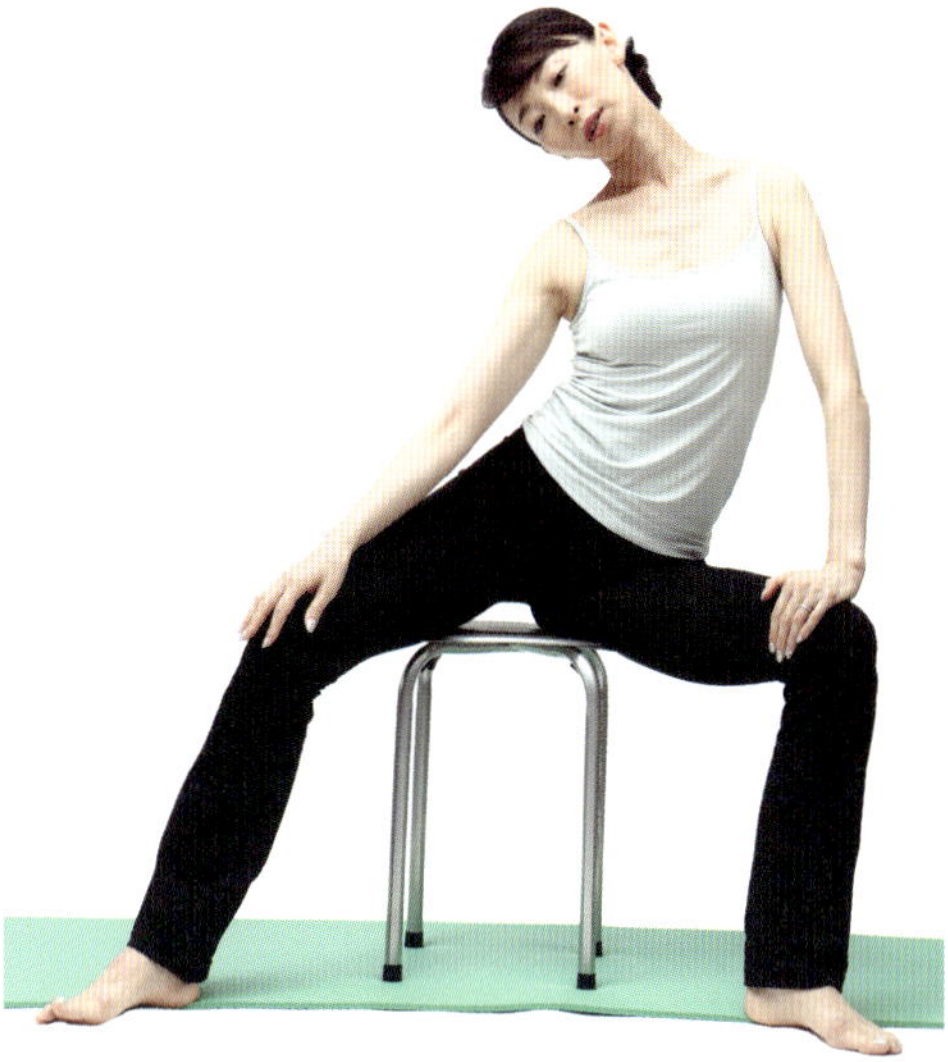

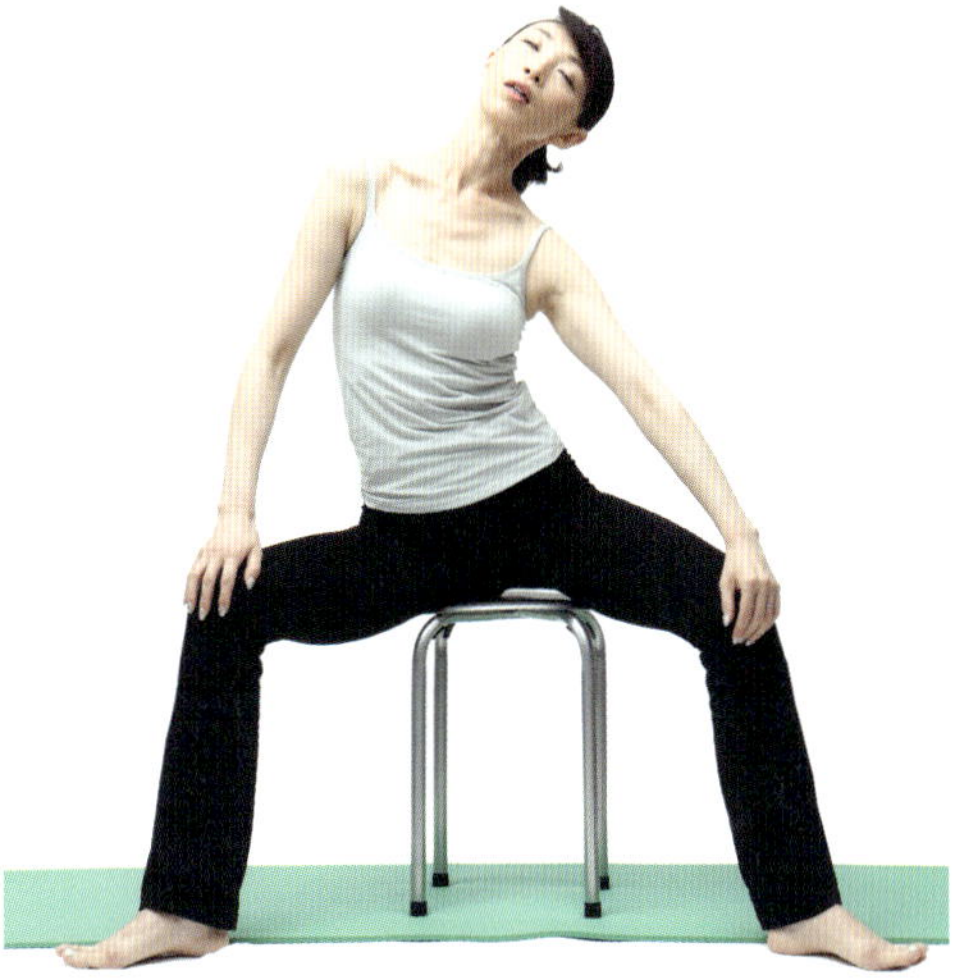

右のおしりから左のおしりに体重を移動させながら、状態をひねります。右にひねるときには左足の裏を床に押さえつけるようにしながら、左の座骨に体重を乗せるようにするのがコツです。

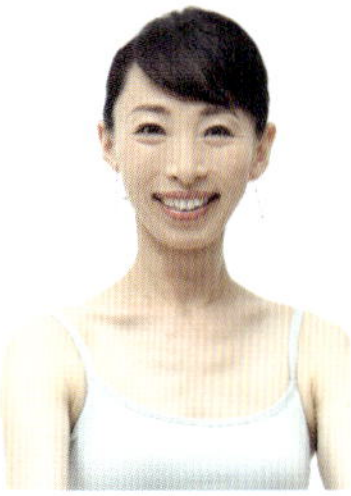

堀岡美香（ほりおか みか）

パークサイドバレエスタジオ代表。元新国立劇場バレエ団ダンサー。ジャイロキネシストレーナー。

英国カレッジ・オブ・ロイヤル・アカデミー・オブ・ダンス（RAD）卒業。RAD 最優秀学生賞、アイヴォー・ゲスト・ヒストリー・プライズ（日本人唯一の受賞）。英国 RAD バレエ教師資格取得。

食事にも気を使うことで、エネマの効果はますます向上します！

朝食は便通を促す最大のチャンス

食べ物が胃の中に入って胃が膨らむと、大腸が反射的に収縮して、便を直腸に送り出そうとする「胃・結腸反射」が起こります。朝は最も大きい反射があるので、スムーズな排便のよい機会といえます。さらに、朝一番の水分補給は、腸のぜん動運動を活発にします。

食物繊維とプロバイオテックスの摂取

左ページの図のような野菜を中心とした食品から、食物繊維を十分に摂ることです。そして、ビフィズス菌・乳酸菌に代表される善玉菌（プロバイオティクス）を食品から摂取する事も重要です。善玉菌は水溶性食物繊維やオリゴ糖から、乳酸や酪酸を産生して腸内を酸性にし、悪玉菌を増えにくくします。また、腸管を刺激して排便を促すことも知られています。

もっと多く野菜を食べるには？

ただ、野菜をそのまま多くとるのも苦しいという方もいるでしょう。そんなとき、おすすめは野菜たっぷりスープです。食物繊維は腸内で水分を吸収して膨らみ、便の量を増すので、水分補給と合わせスープはその両方が摂取できるのです。

また、カロリーが低い「海藻」と「きのこ」もおすすめです。手軽なのは「もずく酢」や「ところてん」、「海藻サラダ」には好みのドレッシングをかけて。「きのこ」はレンジ蒸しなどいかがでしょう。食物繊維が豊富な一品の完成です。

カリウムが塩分の摂りすぎを防ぐ

カリウムの働きは、神経信号の伝達、血圧の調整、心臓やその他筋肉の伸縮、浸透圧・pH調整、グリコーゲン合成など、多岐にわたります。

また、カリウムの利尿作用により、塩分（ナトリウム）が体内から排出されます。厚生労働省は「日本人の食事摂取基準」

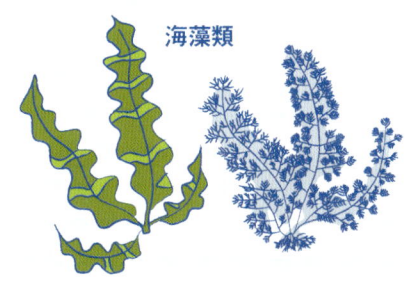

水溶性食物繊維

海藻、果物に比較的多く含まれ、腸内で発酵・分解されて、善玉菌が増えやすい腸内環境を整えてくれる。

不溶性食物繊維

野菜、根菜類、豆類、キノコ類、雑穀などに多く含まれ、大便の量を増やす。腸を刺激して便意を促がす。

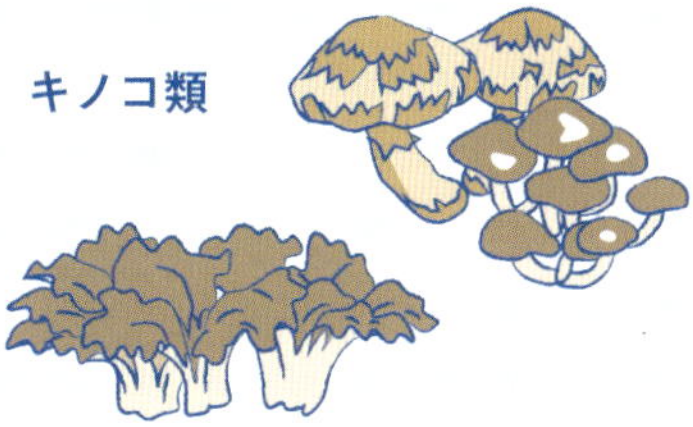

プロバイオティクス
人体に良い影響を与える微生物。食品では、ヨーグルト、乳酸菌飲料など。発酵食品として、ぬか漬け、キムチ、味噌などにも含まれています。

にて、高血圧予防を目的としたカリウム摂取の目標量を設定しています。特に日本人の食塩摂取量は欧米諸国より多く、ナトリウムの排出を促すカリウムの摂取は大切です。

ただし、腎臓機能が低下した方はカリウムを制限した方がいい場合があります。

カリウムの多い食品は、野菜・果物・海藻類・根菜類ですが、実際は、豆類・魚類・肉類などにも多く含まれています。しかし、肉や魚を多く食べるとタンパク質の過剰摂取となり、食事バランスを崩しますので、やはり野菜・海藻類から摂取する事をおすすめします。

カリウムは水に溶ける性質があり、調理の際に煮汁に溶けだしますので、煮汁も丸ごと食べられる『スープ』がよいと思います。

また、野菜や果物のジュースもカリウム摂取できるので、朝食の一杯は最適です。

「第7の栄養素」ファイトケミカル

〝phyto〟は植物、〝chemical〟は化学成分で、植物由来の化学成分という意味です。例えばポリフェノールのような「非栄養素」も、体の健康維持・増進に役立つ作用を持つことが分かっており、それらを「ファイトケミカル」といいます。

最も重要な機能は「抗酸化性」で、活性酸素の除去に役立つことが分かりました。「第6の栄養素」の食物繊維と共通するのは、野菜に多く含まれる成分だということです。

しかし、「平成24年国民健康・栄養調査」によると、一人当たり野菜摂取量目標値が350g/日に対して、286・5g/日しか食べていません。スープやサラダでもっと野菜をたくさん摂り入れてみましょう。

ふくろう博士の一口メモ

便の中身は何？　水分補給が大切な理由

個人差はありますが、便の60%は水分です。その他、食物のカスは5%、腸壁からはがれ落ちた細胞の死骸20%、腸内細菌類の死骸15%といわれています。水分が不足すると便は硬くなるため、快便が難しくなります。

厚生労働省の『日本人の食事摂取基準』には水分摂取に関する明確な基準はありませんが、カフェインには利尿作用があるので、コーヒーエネマには水分補給が欠かせません。

野菜スープ

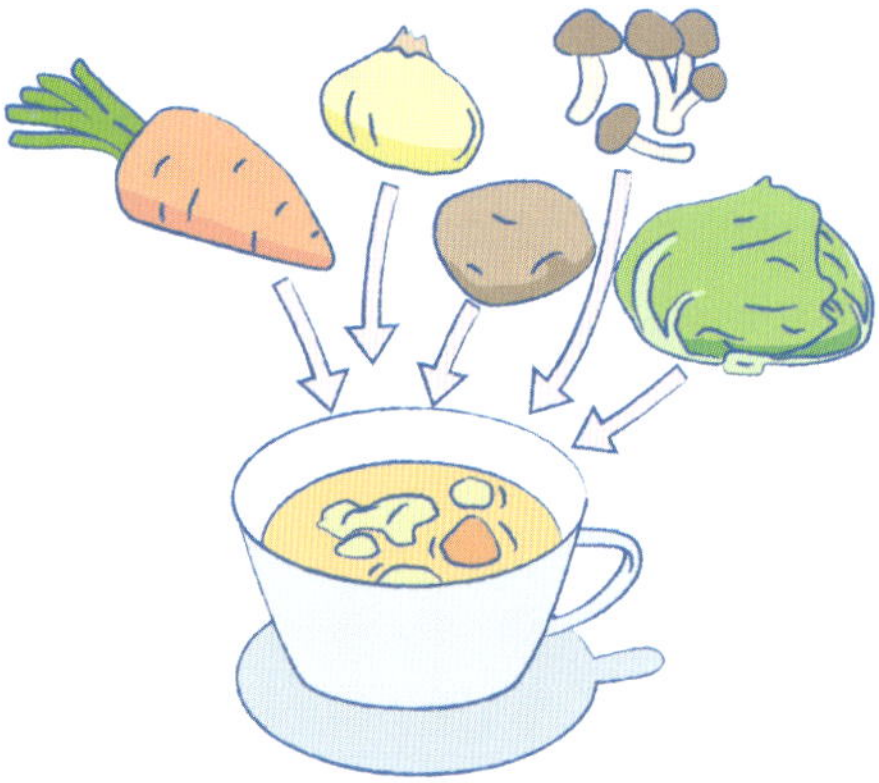

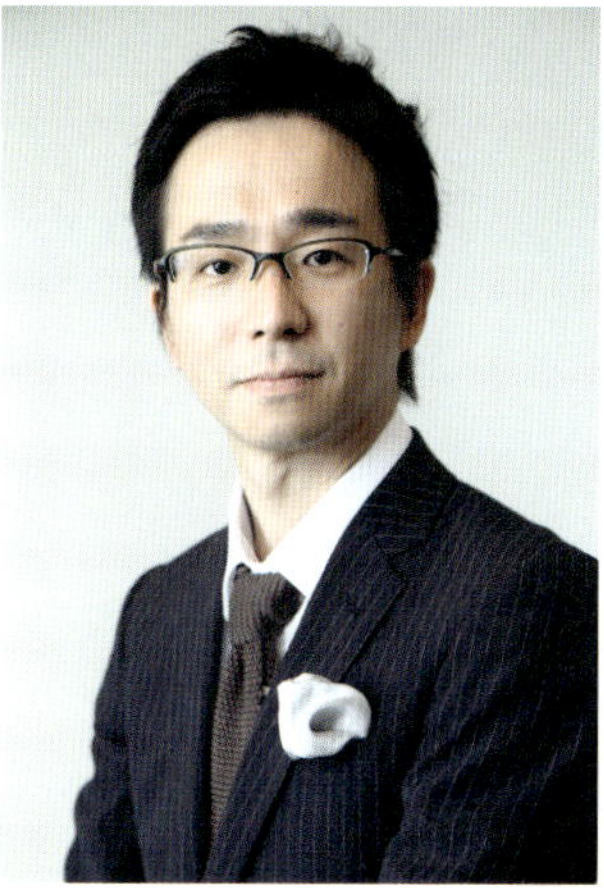

重野 隆幸（しげの たかゆき）

管理栄養士、運動科学修士。1979年新潟県生まれ。
北里大学保健衛生専門学院臨床栄養科卒、早稲田大学大学院スポーツ科学介護予防コース卒。総合病院に勤務、治療食の献立作成、栄養指導をする。現在は高齢者施設（株）未来設計の管理栄養士。

Column

人参で自家製ジュース

　コーヒーエネマと併用して人参ジュースを作って飲むと、美肌効果は倍増するかも。

　おいしいレシピは、人参６割＋リンゴ４割+レモン少々。有機野菜と果物で作ると、体にもやさしく、とってもおいしい！　できれば低速回転式ジューサーを使うと、栄養素を壊さずより健康的です。

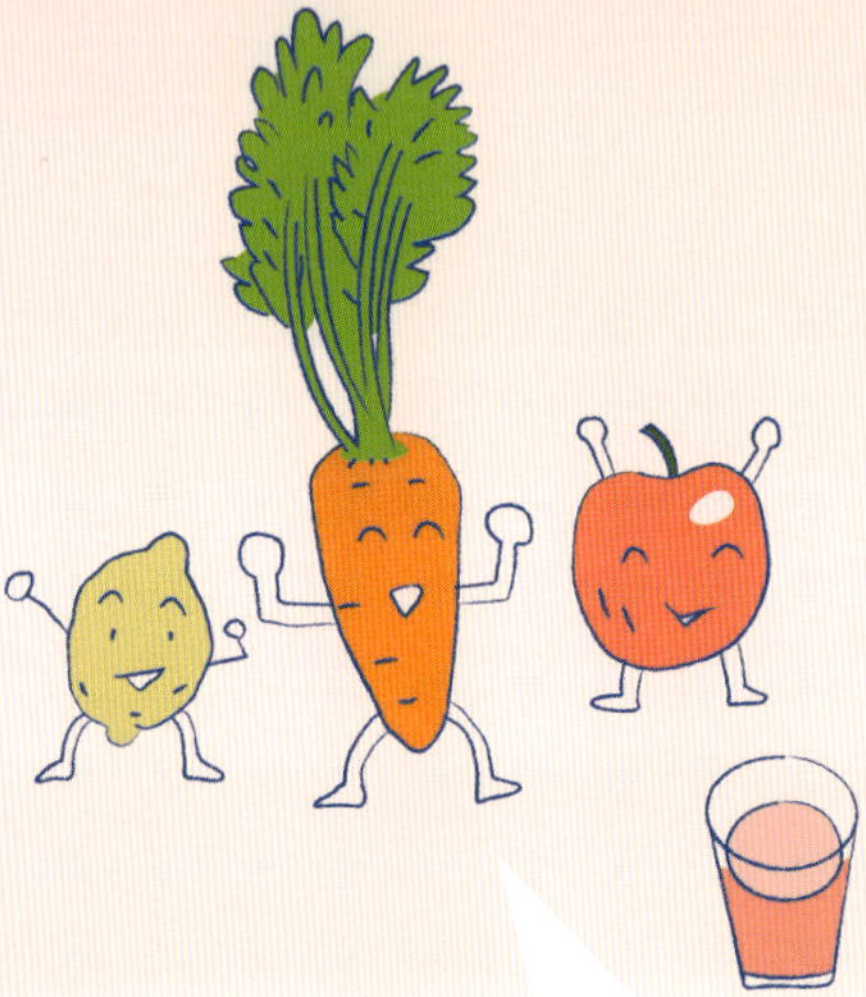

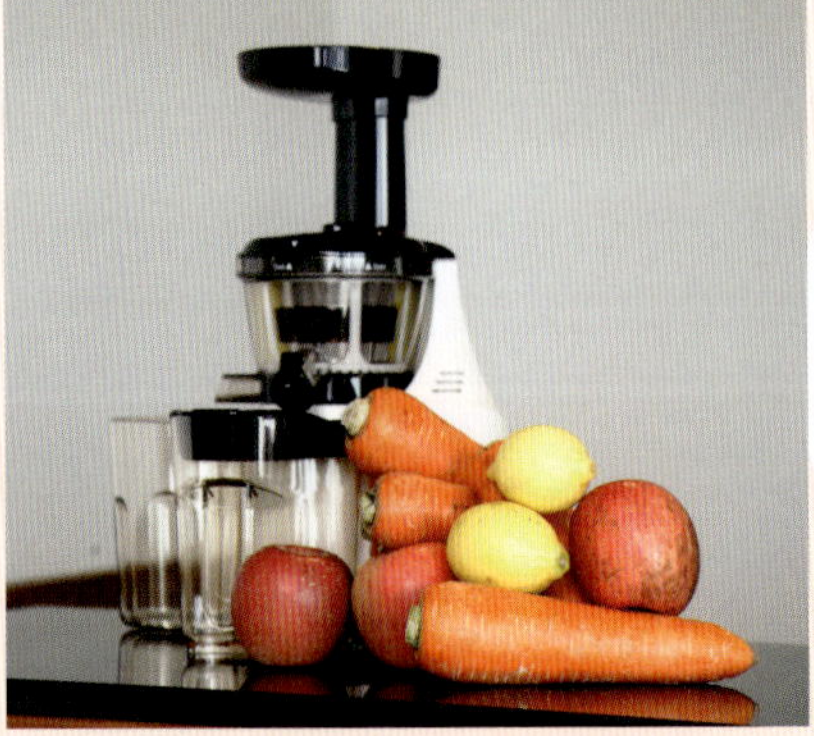

※写真提供：株式会社イー・有機生活

コーヒーエネマに
必須の栄養素、
カリウム・食物繊維も
たっぷり

Part3

Coffee Enema

こんなにすごい！
コーヒーエネマ

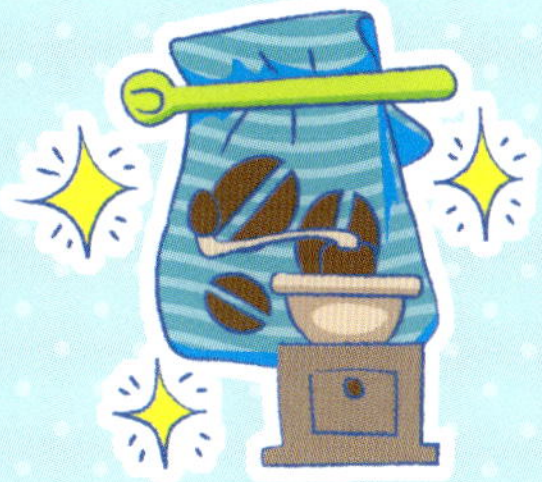

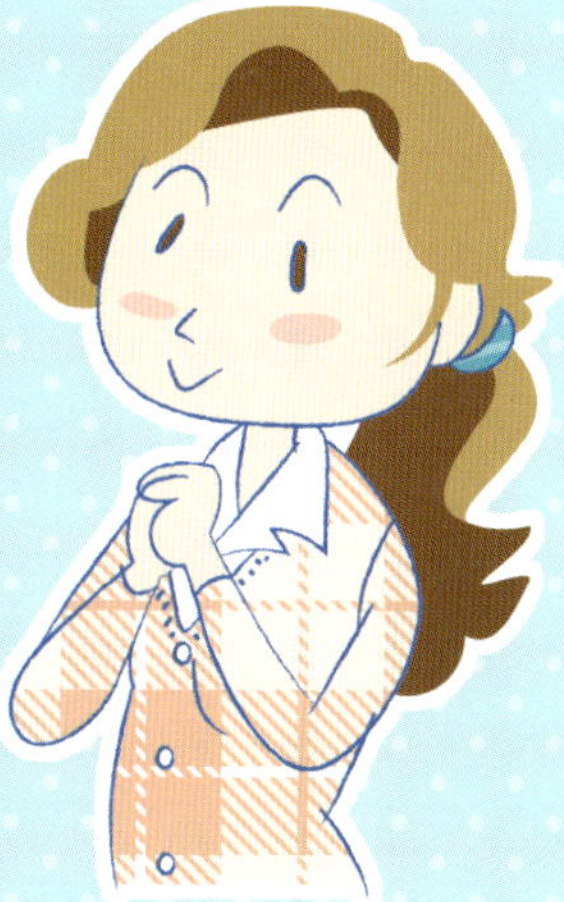

interview ◎ 1

渡邊勇四郎氏インタビュー

2007年に進行性の前立腺がんと診断、すでに転移していたものの、野菜中心の食事療法とコーヒーエネマで解毒して、がんを「消す」ことに成功した渡邊医師。その体験を語っていただいた。

通院治療を続けながらゲルソン療法を併用した

「がんはすでにリンパ腺や腰椎に転移して、手術や放射線治療ができず、最終選択はホルモン療法だけでした」

生死を分ける重病だったとは思えない、穏やかな口調で渡邊医師は語る。

「しかし、1年以内にホルモン療法も効果がなくなりました。本来なら余命宣告をされるところでしたが、ゲルソン療法を最初から併用していたので、その頃から逆にそちらの効果が現れて、がんは消えました」

——どのようなゲルソン療法を？

「塩、砂糖、油脂を使用しない食事をして、新鮮な人参ジュースと野菜ジュースを多量に摂り、肉、魚、卵、牛乳を摂取しない栄養療法です」

目的は、食事によりナトリウム（Na）を減らしてカリウム（K）を多く摂り、がん細胞と正常細胞の中の電解質であるNaとKの値を正常値に戻すこと。それはすべての細胞内の酵素活性を正常化して、がん細胞を死滅させようとする、本来の治癒力だという。

「医療行為ではないので、ホルモン療法の開始と同時に、私は食生活すべてを変えました。ナトリウムを減らす食事や、カリウムを多く摂る人参ジュー

肝臓の動きを高めて解毒する健康法です。

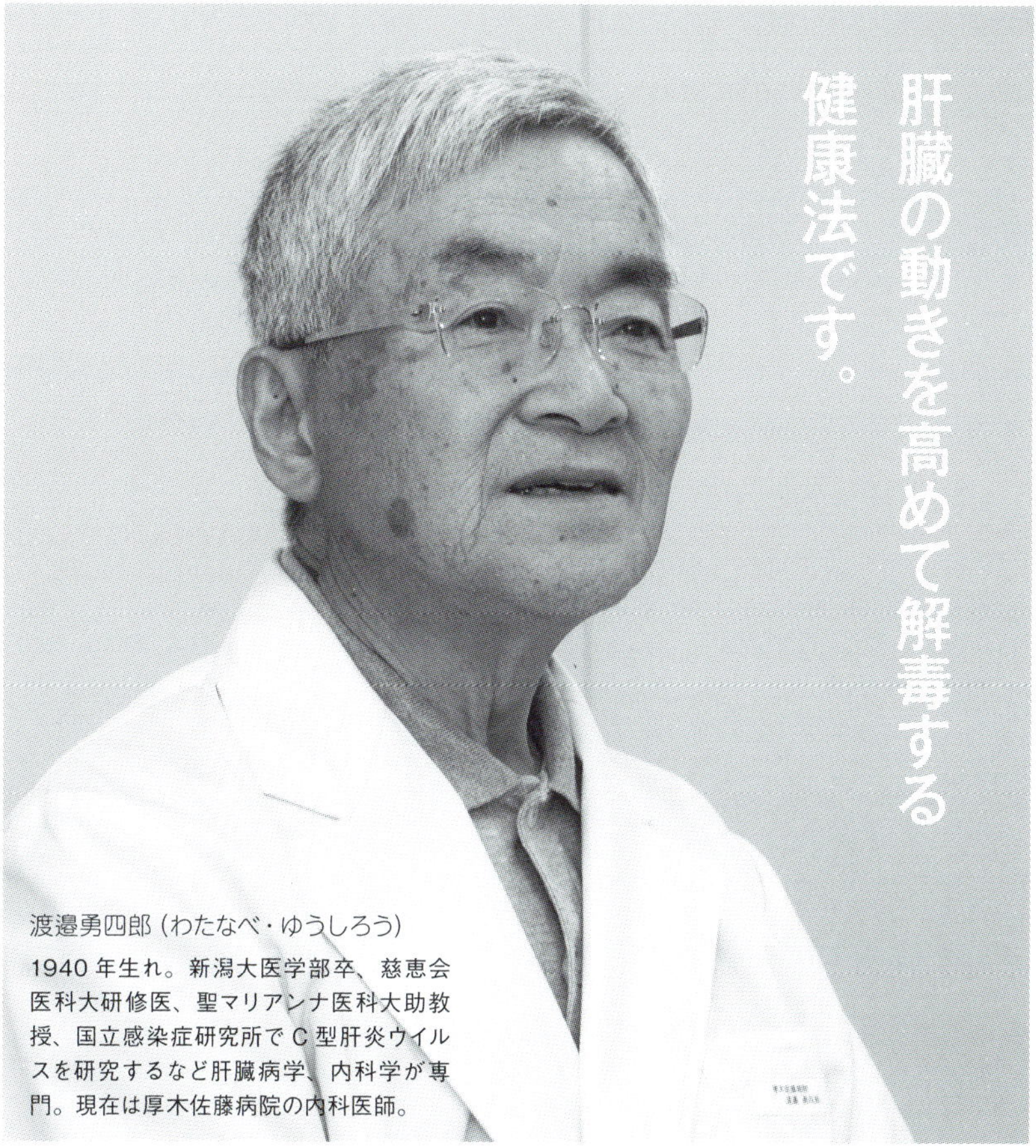

渡邉勇四郎（わたなべ・ゆうしろう）

1940年生れ。新潟大医学部卒、慈恵会医科大研修医、聖マリアンナ医科大助教授、国立感染症研究所でC型肝炎ウイルスを研究するなど肝臓病学、内科学が専門。現在は厚木佐藤病院の内科医師。

スを毎日欠かさず作ってくれた妻には、とても感謝しています」

死滅したがん細胞の毒素をコーヒーエネマで即座に排出

「ゲルソン療法の効果が現れると、がん細胞が一斉に崩壊して血中に流れ出るため、その毒素により多臓器障害になることがあります。だから、一刻も早く排出するため、コーヒーエネマで解毒しました」

――なぜ、解毒できるのですか？

「コーヒーエネマは肝臓の働きを高めて、がんの毒素を胆汁と一緒に体の外に出します。私は毎日4回コーヒーエネマをおこないました」ゲルソン療法では、死滅したがん細胞の排出として、4時間ごとのコーヒーエネマを推奨している。「コーヒーエネマによる電解質異常（低カリウム血症）を回避するためにも、人参ジュースは欠かせないです」渡邉医師は、治療中も医師として勤務しながら、ゲルソン療法による食事療法とコーヒーエネマを続けた。

——それで、がんはいつ消滅したのですか？

「生体本来が持っている自己治癒力がきちんと働くようになり、1年後にはがん細胞が存在できなくなったのだと思います」がんの再発がないとされる、5年以上の長期生存者である。

がんの体験記をまとめ臨床経過を記録した著書を出版

がんは〝闘う〟のではなく、〝消す〟のだと言う。医師の視点でそうした自らの経験を著書にまとめた。がんが消えて、5年目のことだ。

「私が体験したゲルソン療法を医師や患者だけでなく、一般の方々にも理解していただき、少しでもお役に立てればと思って書きました」

一度も患者にならない医師はいないのだから、患者になった記録を書きたいと思ったそうだ。

「ゲルソン療法の原書を読んで、一般の人が理解するには少し難しい点もあります。だから、私が体験した事実だけ記載して、多くの人に伝えたい」

ゲルソン療法は医療行為ではないので、医師の協力を得ることは難しい。また、がん治療としても認められていない、いわゆる代替療法だ。

「がんの治療法ではありません。私はがんを治癒させる方法ではなく、がんを消す方法だと考えています」

健康に関する様々な情報がある中

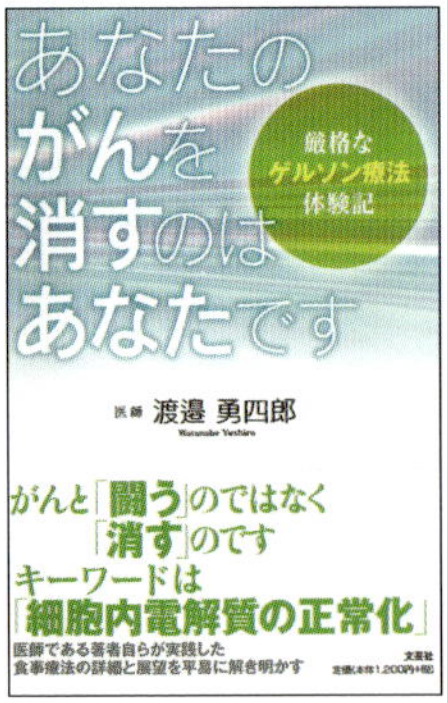

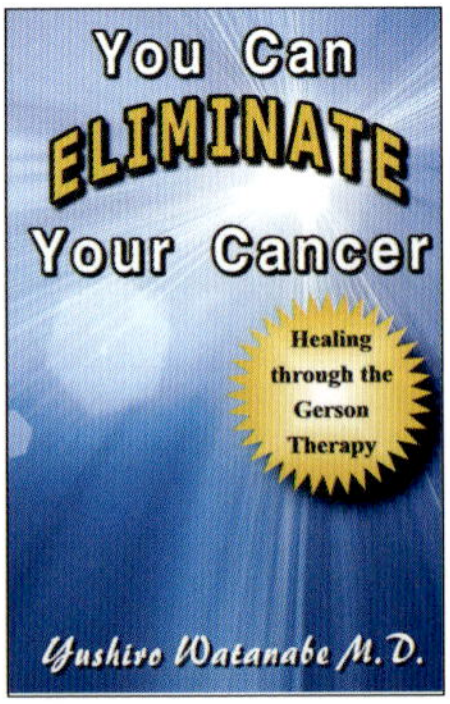

2012年に出版した著書「あなたのがんを消すのはあなたです」2014年に同書の英語版も出版

で、自らの責任において自らが選択する時代になったのかも知れない。

医師として治せないがん専門書を読みあさった

「大学病院で患者と向きあっていた頃、どうしたらがんが治せるか。何かヒントはないかと書店で本を探していたら、マックス・ゲルソンの著書を見つけました」

　そこには肝臓に関する記載があり、とても興味を持ったという。

「日本語訳では医師として分からない部分もあったので、英語の原書を取り寄せて読みました」

　がん患者の体の中で、がん細胞を自殺させる？　にわかには信じがたいことだった。また、コーヒーエネマが、肝臓の働きを助けることも。その時は何年後かに、自分のがんに役立つとは思わなかったという。

「あの時、書店の棚から、パタリと落ちて手に取ったのがゲルソン療法の本でしたが、今思えば運命を感じます」

肝臓の研究を続けたその学術論文は数多い

―英語の論文が多いですね。研究のテーマは何ですか？

「C型肝炎ウイルスですね。臨床や研究ばかりで、自分の病に気付くのが遅れました。〝医者の不養生〟です」

―ところで、肝臓とコーヒーエネマについて教えてください。

「体の中で最も大きい臓器が〝肝臓〟です。肝臓が正常であれば病気になることは少ないといわれます。でも、お酒や内臓脂肪型肥満など、生活習慣が乱れていると、肝臓は疲れきった状態になります」

　これを改善するのに、コーヒーエネマが役立つという。

「破壊されたがん細胞だけでなく、有害な毒物や薬物を解毒するのが肝臓です。しかし、その働きが悪くなると、解毒が上手くできなくなります」

　肝臓の解毒作用を高め、効率よく体外に排出できる注射や内服薬は存在しない。だから、コーヒーエネマによる解毒が役立つのだと。

「コーヒーは口から飲むと交感神経を

刺激して、肝臓の働きを一時止めます。しかし、コーヒーエネマをおこなうと、副交感神経を刺激して、肝臓の働きが高まり、有害物質を効率よく取り除くことができます」

コーヒーエネマを愛用する利点と注意事項は？

――一般的に愛用する良い点と悪い点は何でしょう？

「顔のシミやそばかすの〝肝斑〟は、肝臓が原因でおこりますから、コーヒーエネマで肝臓を正常にすると、皮膚がきれいになるでしょうね。ハリウッド女優など愛用しているのは、このためでしょう」

――減量にも良いですか？

「肝臓とは関係ないですが、85kgの体重があった50代の女性は糖尿病でした。投薬では治らないと相談されたので、ゲルソン療法を薦めると、コーヒーエネマと食事療法で20kg減量して、糖尿病がよくなりましたね」

――健康維持のために、コーヒーエネマを愛用する場合、気をつけることは？

「病気がない人は、電解質異常の副作用がないように1日に何度もするのは避けて、多くても2回までにしてください。それ以上する場合は、必ず野菜や果物のジュースで、カリウムを補給してください」

　ゲルソン療法は、有機野菜の人参や果物を専用のジューサーで作るという。

「最後に一言、ゲルソン博士の時代は、がんの早期発見方法が確立されていなかったけど、今は様々な健診がありますから、コーヒーエネマだけを過信しないで、健診は必ず受けてください」

ふくろう博士の一口メモ

病気は早期発見・早期治療 !!

　ゲルソン療法は厳格で難しく、素人療法で安易に病気治療をおこなうと、症状の悪化を招くことがあります。そうしたことがゲルソン療法批判の１つになっています。疾患や症状のある方は、まず医療機関で治療することです。

解説！

ゲルソン療法とは

●栄養摂取により自然治癒力を回復

ドイツ生れの医学博士マックス・ゲルソン（1881 ― 1959年）が実践した「ゲルソン療法」。がん治療ばかりが話題となるが、本来は結核治療からはじまった食事療法で、糖尿病や心臓病、腎臓病など慢性疾患の治療が主だった。

現代では当たり前となっている「食事療法」だが、日本人の死因１位が結核だった時代のこと。それは誰もやらない画期的な取り組みだった。塩分や脂肪を控え、野菜や果物を多く摂取することで、ナトリウムを減らし、カリウムを増やす。今では驚くことではないのだが…。

疾患の部位だけを診る治療ではなく、人体の生理学的メカニズムの全体を考え、抵抗力が低下したときに病原菌が入ることをゲルソン博士は唱えた。

●シュバイツァー博士が絶賛

ノーベル平和賞を受賞したシュバイツァー博士の糖尿病や、その妻ヘレナ婦人の結核も完治させ、ゲルソン療法は話題となった。そして、その功績は「天才的な快挙」と著名人たちから絶賛された。だが、ユダヤ人であるため戦火に追われ、ドイツから渡米する。

1946年、アメリカ上院委員会へ患者たちと参列して、あらたながん治療を提言。ゲルソン博士への研究補助金が決定した。しかし、アメリカがん学会からの要請で補助金は白紙に。後にノーベル化学賞と平和賞を受賞したポーリング博士は「がん治療の進歩を妨げた最も不幸な出来事」とコメントしている。

手術や投薬をしないため、その療法に対する医療界との論争は今も続いている。ゲルソン博士は78歳で他界したが、ゲルソン療法の支持者は今も増え続けている。

●ゲルソン協会を設立

娘のシャルロッテ・ゲルソンは父親の療法を継承。ゲルソン協会を設立した。92歳となった今も、息子とともに精力的な活動をおこなっている。

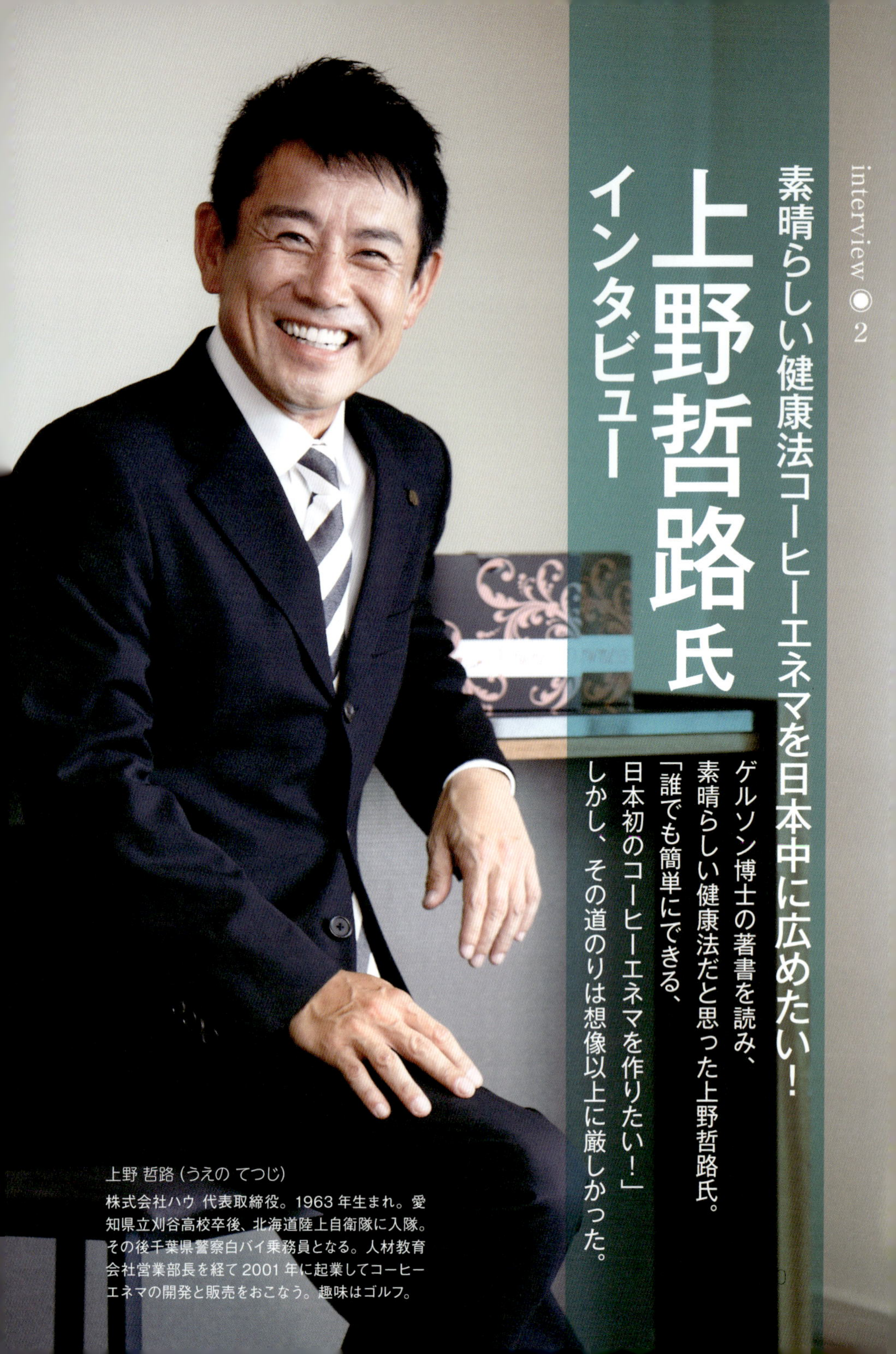

素晴らしい健康法コーヒーエネマを日本中に広めたい！

上野哲路氏 インタビュー

ゲルソン博士の著書を読み、
素晴らしい健康法だと思った上野哲路氏。
「誰でも簡単にできる、
日本初のコーヒーエネマを作りたい！」
しかし、その道のりは想像以上に厳しかった。

上野 哲路（うえの てつじ）

株式会社ハウ 代表取締役。1963 年生まれ。愛知県立刈谷高校卒後、北海道陸上自衛隊に入隊。その後千葉県警察白バイ乗務員となる。人材教育会社営業部長を経て 2001 年に起業してコーヒーエネマの開発と販売をおこなう。趣味はゴルフ。

起業のきっかけは一冊の本との出会いから

30代の働き盛り。仕事が面白く、深夜までの残業でほとんど寝ないまま職場へ。そんな無茶な生活が続き、ついに入院する。

「検査では大丈夫でしたが、医師から〝このままの生活ではいつ死んでもおかしくないぞ！〟と、きつく叱られました」それから、健康本が目に付くようになった。

「マックス・ゲルソンの著書を読んで、身震いする程感激しました。まだテレビも無いずっと昔に、こんな偉業を成し遂げた医師がいたんだと」

庶民の健康のためにと、逆風でも屈しなかった信念にも、共感したという。

「自分がちっぽけに思えました。世のため人のため、僕は何かしているだろうかと」

国内にコーヒーエネマがないならば自分が作ろうと

著書にあるコーヒーエネマの効能を読んで興味を持った。さらに、参加した健康講演会で、コーヒーエネマは女性達の話題に。

「簡単にできるコーヒーエネマ専用のコーヒーを作ろう」とひらめいた。

「便秘で悩む女性の声を聞き、これは便秘解消になるはず。便秘気味な人は多く、毎日苦しんでいるから、この商品は絶対に喜ばれる」

商品開発のため、著名な大腸の専門医を訪ねて相談した。高価でも有機栽培のコーヒーにこだわり、腸内で働きかける乳酸菌やオリゴ糖なども加え、ようやくエネマ専用コーヒーが誕生した。こうして、濃縮した瓶入りの「セレブ カフェ」発売までこぎつけた。

ところが…。

あざ笑う人や誹謗する人発売してから苦難が続く

「甘かったですねぇ。〝浣腸〟と聞くだけで笑われたり敬遠されたり。コーヒーは飲み物であって、それ以外の用途は考えられないようです」

シャルロッテ・ゲルソンは講演中に「コーヒーにミルクや砂糖を入れます

か!」とヤジを飛ばされたが、「いいえ、ブラックです」と答えたという。

「まさに、そのとおりでした」

遠方まで航空券を買ってセミナー会場に着くと、来場者はたった一人だけ。それでも精力的に営業活動を続け、靴をすり減らして全国を回った。顧客の一人ひとりから、商品への要望や意見を聞き、くまなく吸い上げ改善した。

「熱心な愛用者に支えられました。親身になって応援してもらったから。この人達がいなかったら、今の商品はなかった…。心から感謝しています」

説明の難しい商品だから、会員登録制にして、愛用者の口コミで徐々にその輪は広がった。

創業14年目。8年目からやっと黒字になった

「健康や美容、ダイエットと、愛用する人達の目的は違うけれど、創業以来、今も使い続けてくれる方がいるから」

商品内容は妥協することなく、きっちりとよいものにしたいと。

「皆さんに喜ばれ、長く愛用してもらいたい。いつまでも健康であることが目的ですから」

根強いファンが増えてから、売上げが大きく落ち込むこともなくなった。健康志向の追い風もあって、経営は徐々に右肩上がりとなっている。

肝機能の働きを正常化？学ぶために著者に会う

「ゲルソン療法の著書では、肝機能の働きによいというけれど、本当なの？」

一人の会員からの何気ない質問だった。正確な情報提供をするならば、直接確かめるのが一番と、

「著者のシャルロッテ・ゲルソン女史に会いに行きました」

思ったら即行動。住所を頼りに渡米して、片言の英語で面談を求めた。

「突然だったので、ちょっと驚かれましたが、メキシコにあるゲルソンクリニックも訪ね、末期がん患者との診療の様子を視察させていただき、そして食事療法の人参ジュースも一緒に作って飲みました」

その熱意たるや…。何よりも憧れの眼差しで語った、ゲルソン女史への尊

敬の念が、彼女を動かした。

売上げの一部をゲルソン協会に毎年寄付する

「彼女の壮大な愛と、ふところの大きさに心を揺さぶられました。私のささやかな活動も、コツコツでも続けなければいけないと確信しました」

それまで以上に、誠心誠意の商品づくりと、健康を願う人々のため、自信を持って活動するようになった。

「不思議ですね。赤字だった経営もそれからは黒字に転じました。だから、感謝の気持ちを込めて、売上げの一部をゲルソン協会の活動に役立てていただきたいので、毎年寄付しています」

ゲルソン女史から、直筆のサインと写真付きの感謝状が届いた。

さらに、売上げに乗じた寄付金額は年々増えて、なんと、現在は世界中の寄付者リストでトップとなり、英語版ホームページでも紹介されている。

「思ってもいなかったので、嬉しかったですね。これも会員である皆さんのおかげです」

一昨年秋には、日本から30人の会員と一緒に、ゲルソン女史に感謝の思いを伝えるために渡米した。

「健康であることの喜びを皆さんで分かち合えることが、最高の幸せです」

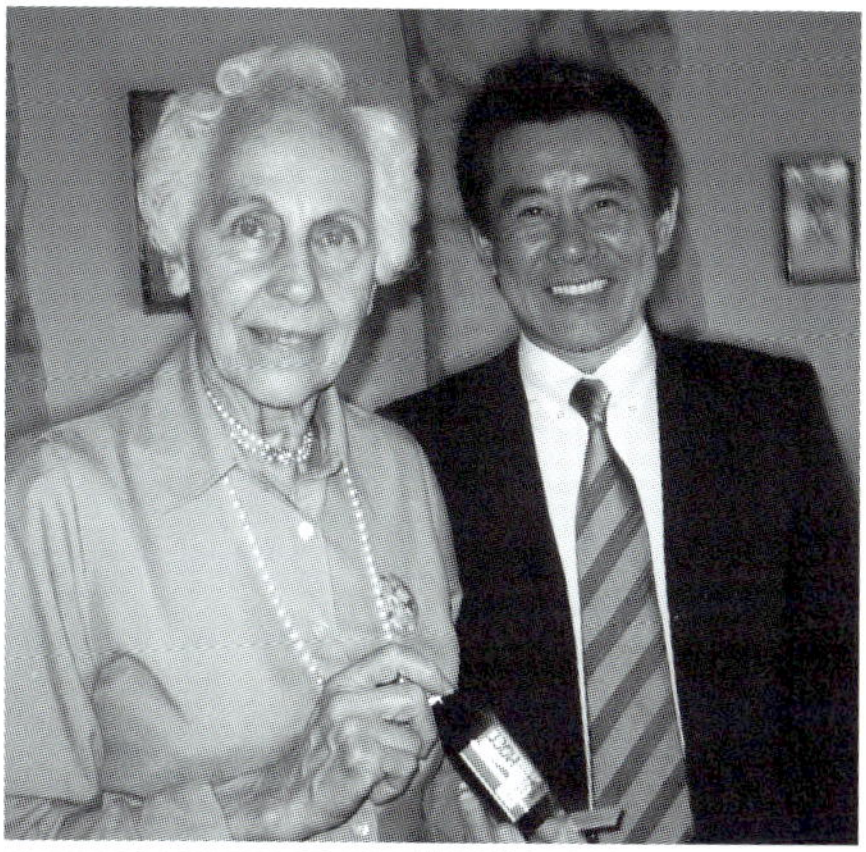

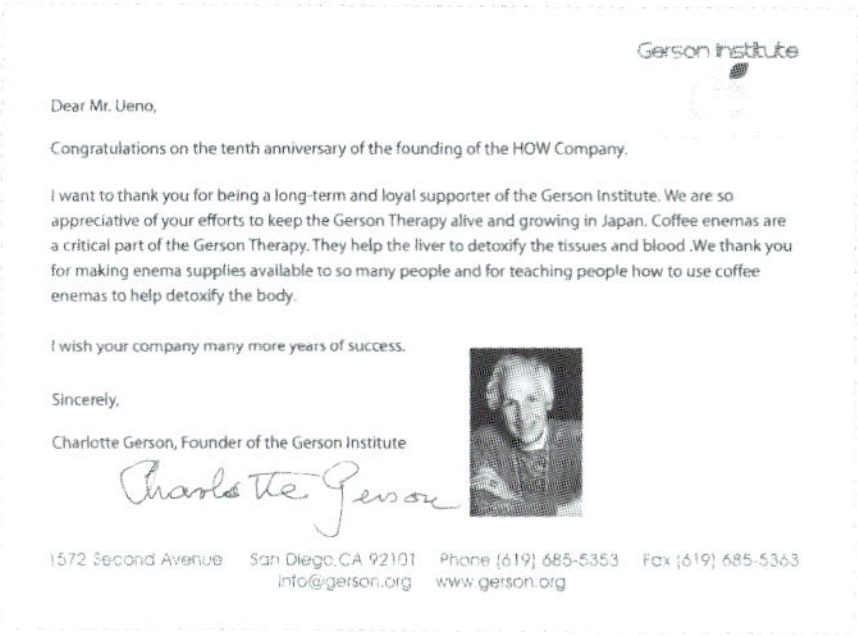

Gerson Institute

Dear Mr. Ueno,

Congratulations on the tenth anniversary of the founding of the HOW Company.

I want to thank you for being a long-term and loyal supporter of the Gerson Institute. We are so appreciative of your efforts to keep the Gerson Therapy alive and growing in Japan. Coffee enemas are a critical part of the Gerson Therapy. They help the liver to detoxify the tissues and blood .We thank you for making enema supplies available to so many people and for teaching people how to use coffee enemas to help detoxify the body.

I wish your company many more years of success.

Sincerely,

Charlotte Gerson, Founder of the Gerson Institute

Charlotte Gerson

1572 Second Avenue San Diego,CA 92101 Phone (619) 685-5353 Fax (619) 685-5363
info@gerson.org www.gerson.org

（写真上）ゲルソン女史と上野社長
（写真下）ゲルソン女史から届いた感謝状

アンケート

コーヒーエネマ愛用者に聞きました

「コーヒーエネマを使いたいけど少し不安…」。そこで愛用者に聞いてみました。3年以上継続している380人にアンケートを郵送。有効回答は137人です。

様々な声が続々 使用場所は十人十色

使いはじめた理由は、便秘解消や体調不良の改善、病気の再発防止、健康増進のためと回答した人がほとんどです。でも、使ってみると「肌がきれいになったこと」「美白になり、10歳若くなったといわれる」の声も多く、「体脂肪が減った」「疲れにくくなった」「ストレスが少なく、気持ちが前向きになった」と思わぬ効果に喜びの声もあり、家族や親しい友人にすすめたくなると回答する人もありました。

エネマは右わき腹を下にして横になるか、あお向けになっておこなうと楽なので、寝室やトイレに近い場所での使用が多く、入浴時におこなう人もありました。「お腹を温めると楽で、体も洗える」とのコメントもあり、衛生的に配慮をすれば、どこでおこなうかは十人十色のようです。

とにかく慣れることが大事 食事と運動も一緒に

「慣れるまで続ける」「とにかく慣れること」と、先輩たちからは異口同音に「慣れる」という言葉が聞こえます。最初は違和感があるけれど、上手くできなくても続けることが大切という人も。

また、大半の人はエネマだけでなく、「野菜の多い食生活」を心掛けています。下半身の筋肉を鍛える運動をおこなっている人も多く、健康的な生活で、ＱＯＬ（生活の質の向上）が感じられます。

面白いのは「初心者はコーヒー液をこぼしたり、もらしたりするので、犬用のトイレシートを敷くと、シーツが汚れず便利」と経験者ならではのアイデアもありました。

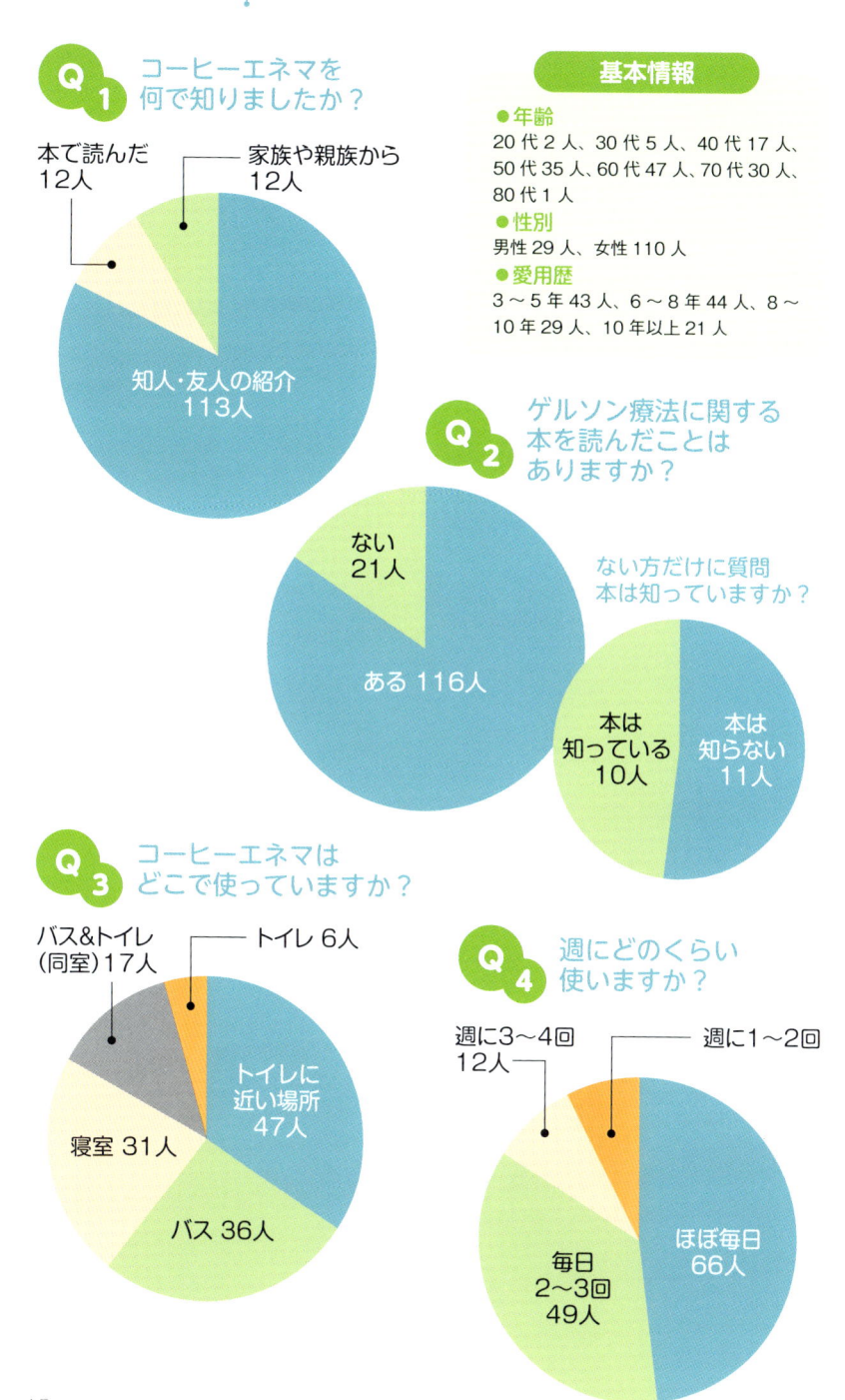

Q1 コーヒーエネマを何で知りましたか？

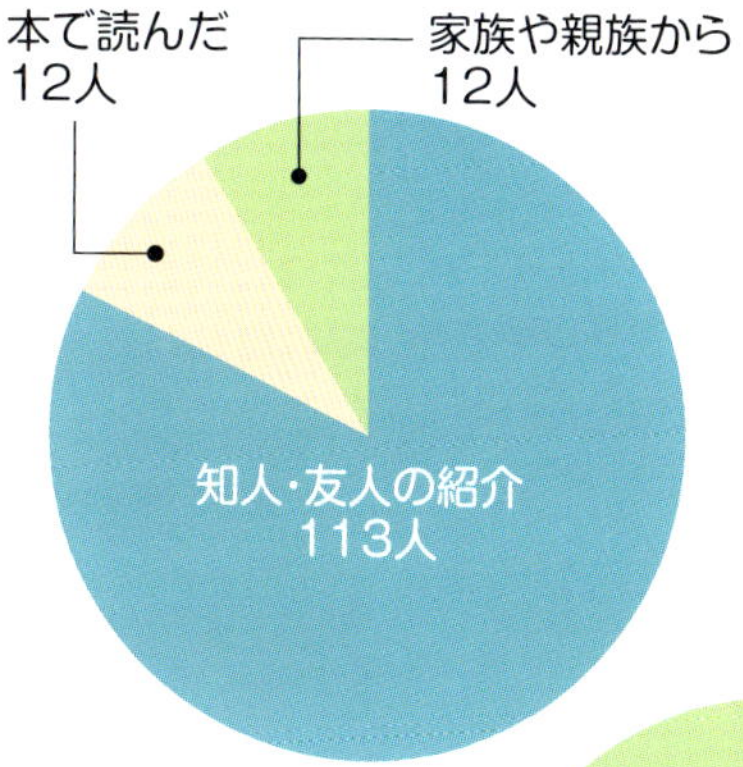

基本情報

●年齢
20代2人、30代5人、40代17人、50代35人、60代47人、70代30人、80代1人

●性別
男性29人、女性110人

●愛用歴
3～5年43人、6～8年44人、8～10年29人、10年以上21人

Q2 ゲルソン療法に関する本を読んだことはありますか？

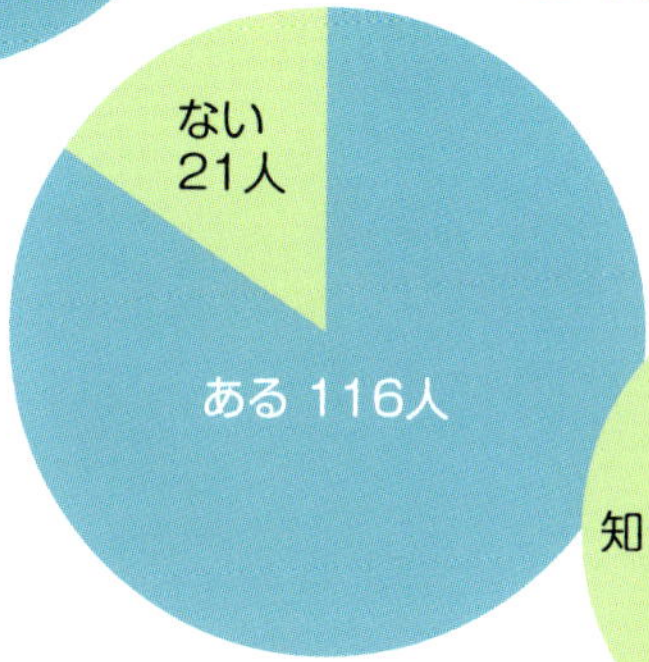

ない方だけに質問
本は知っていますか？

Q3 コーヒーエネマはどこで使っていますか？

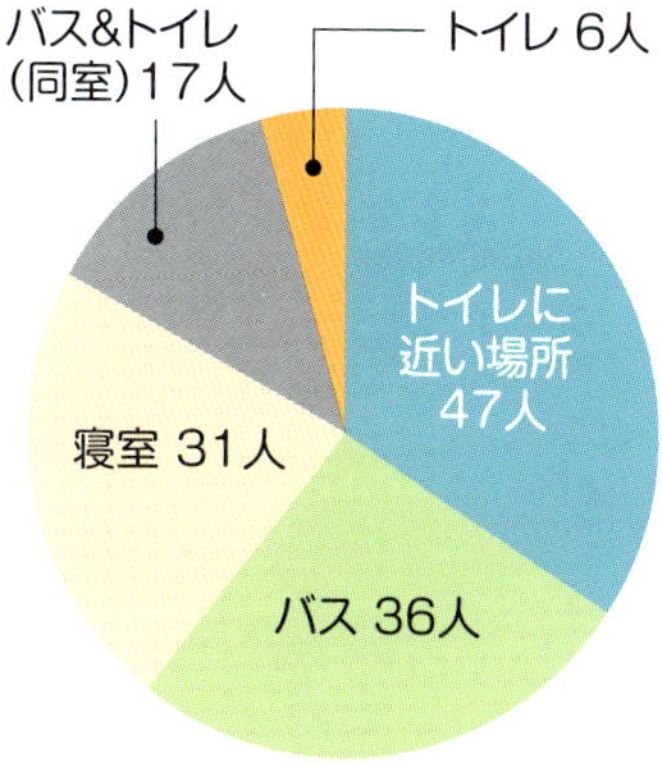

Q4 週にどのくらい使いますか？

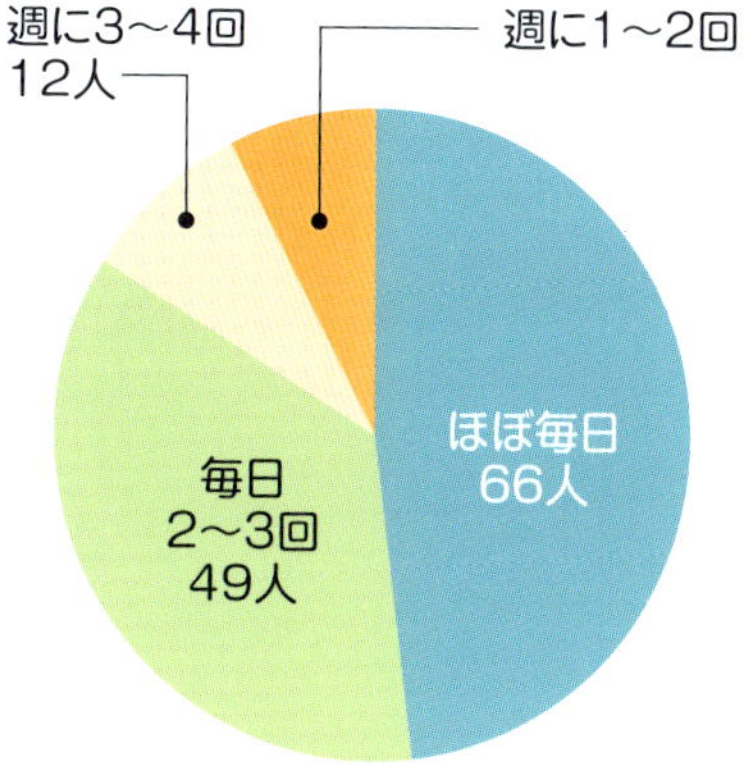

Q5 使わなかったのはどんなときですか？

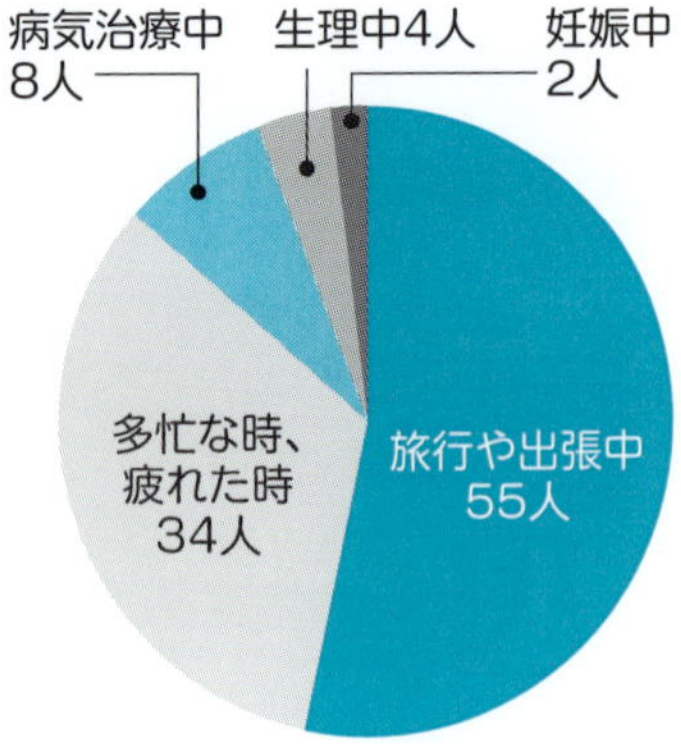

Q6 コーヒーエネマの使用と共に健康管理をしていることはありますか？

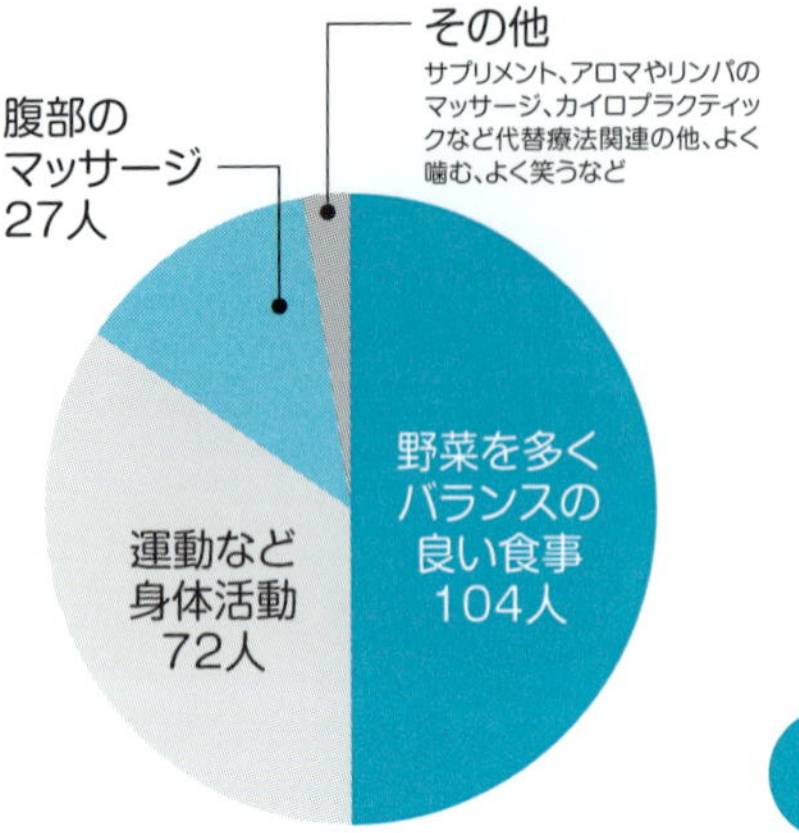

Q7 コーヒーエネマ商品の中でお使いの商品を選んだ理由は何ですか？

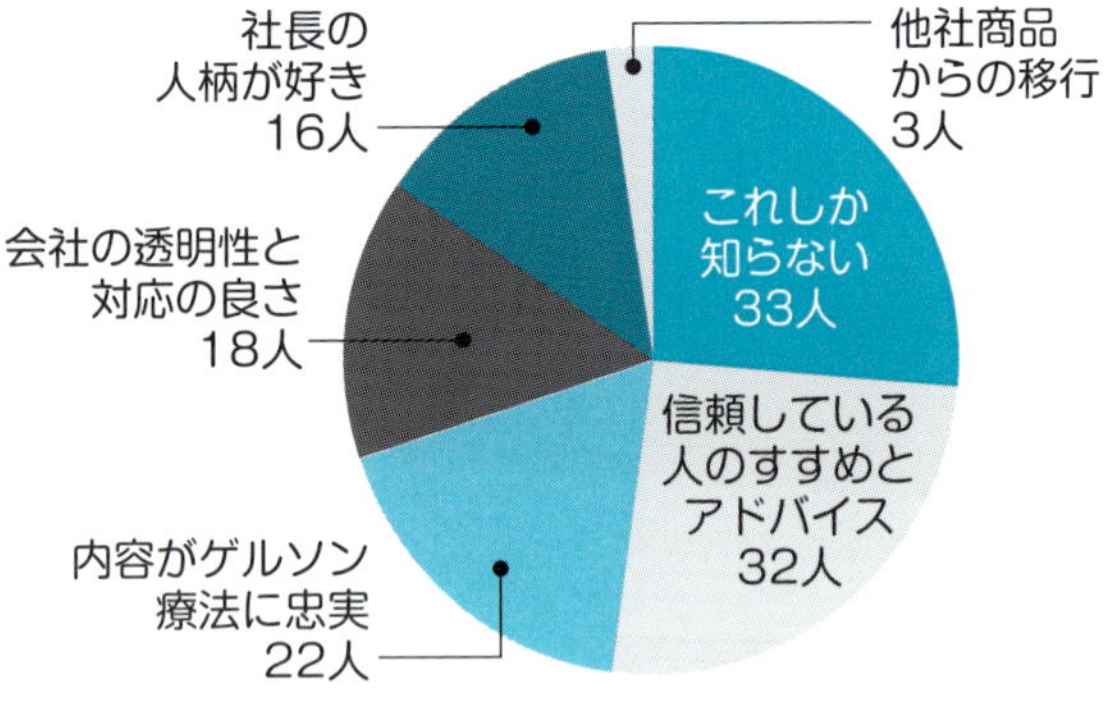

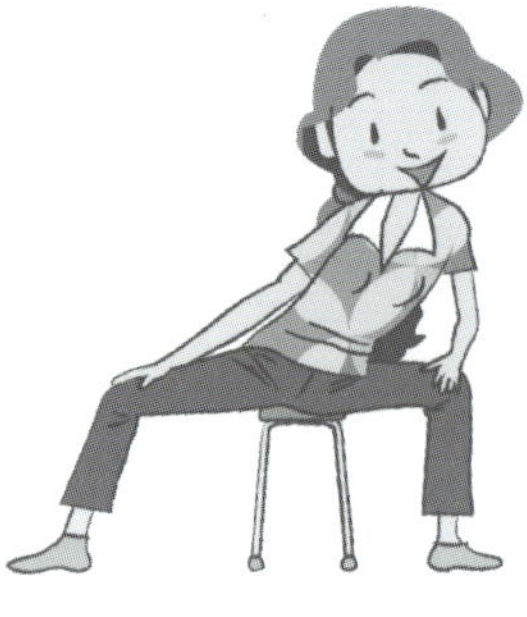

Q8 なぜ、使うようになりましたか？

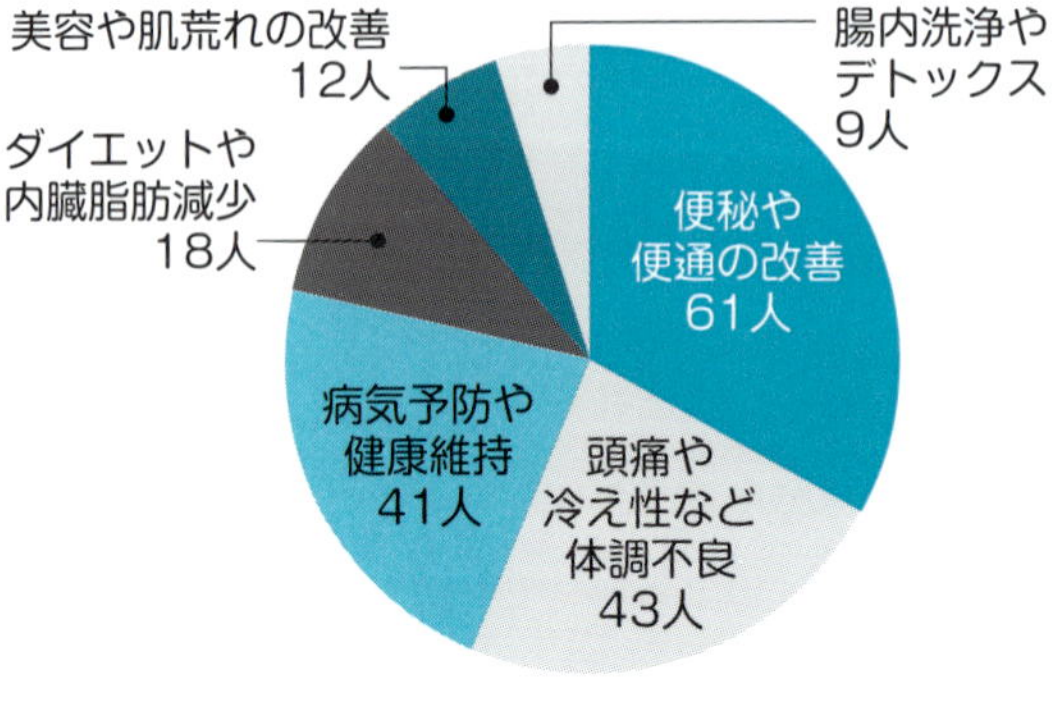

Q8 使用して良かったことはありますか？

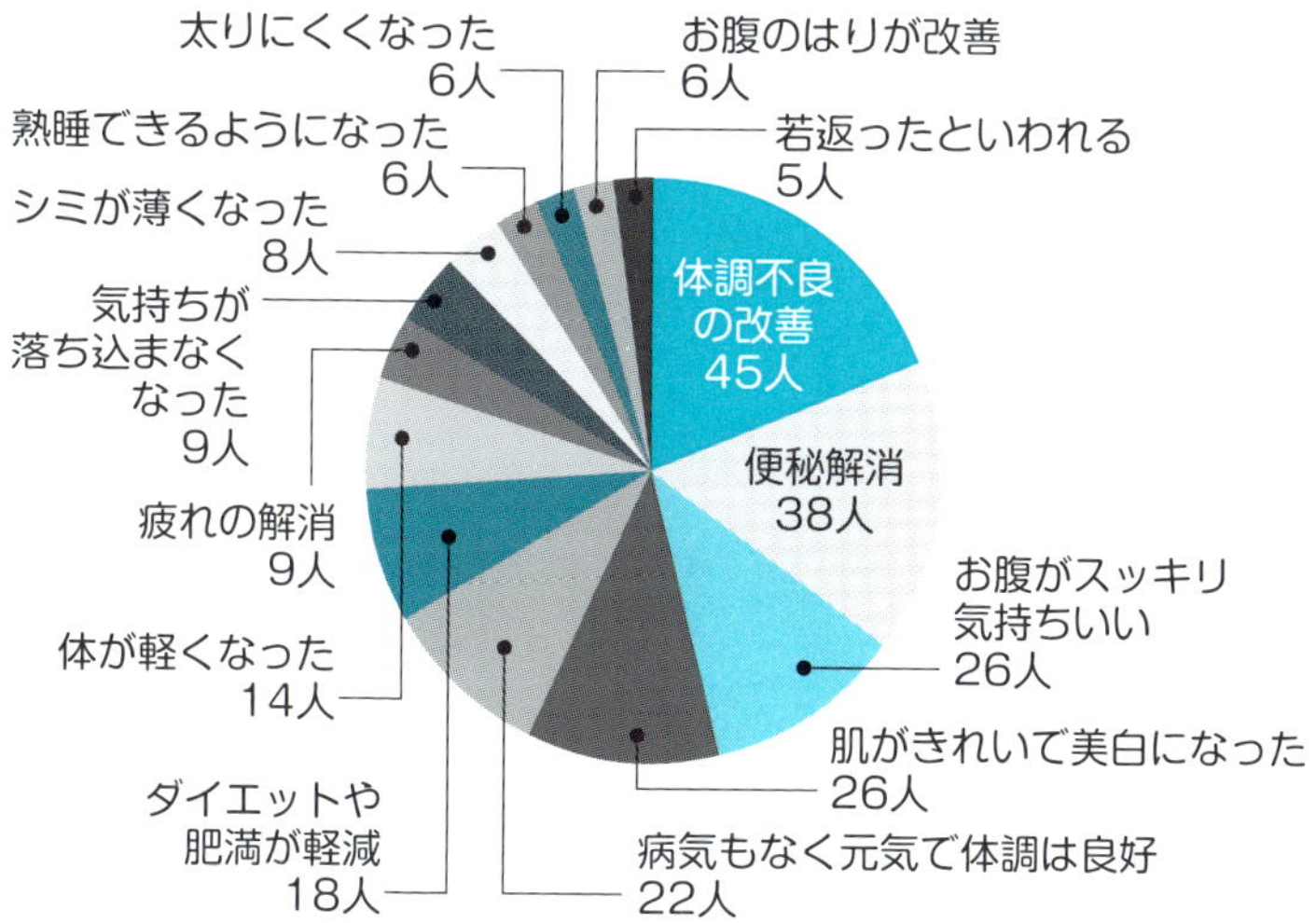

Q10 初めて使う方にアドバイスしてください

◎不安を感じるほど心配はないです。
◎続けることで結果がでます。
◎はじめて使うと失敗するけど、慣れると大丈夫。
◎使う目的や目標を持てば続けられます。
◎入浴中にすると、リラックスして癒やされます。
◎病気後に使うより、病気予防で使ってください。
◎上手に排泄するためには、慣れとコツを掴むこと。
◎腸内を掃除することで、気持ちも穏やかになります。
◎エネマに依存しても、自然排泄はできます。
◎自分の体とその日の体調をよく知って使うこと。
◎情報や批判に惑わされず、自分の体は自分で守りましょう。

POINT!

コーヒーエネマは使う目的をきちんと持ち、早く慣れるように、自分に合った方法を見つけること。即効を期待するのではなく、継続することでその目的は果たせます。

愛用者座談会

きっかけは違えど、同じなのは、毎日ポジティブに過ごせること！

「エネマライフは快適！」愛用歴3年以上の健康意識が高い男女に、エネマ未体験の若い女性2人がお話を聞いてみました。平均年齢60代の若さと健康の秘訣、ここに公開します！

エネマを試したきっかけは自身の体調不良から

——そもそも、皆さんがエネマライフを始めたきっかけを教えてください。

A男　数年前、完治することが難しい病を患って、今も治療を続けていますが、そのとき知人から紹介されたんですよ。正直、年齢的なことも考えると不安もありました。エネマと聞くと抵抗もあって躊躇しました。信頼している知人のすすめもあって、とにかく試してみようと思いました。

B子　私は30代の頃から自律神経失調症になり、仕事にも影響するほど、ひどい頭痛で何十年も苦しみました。医師からは、幼い頃の沖縄での辛い戦争体験が、症状を引き起こした一因だろうといわれました。年齢的にも、もう治らないと諦めかけていた頃に、お友だちからすすめられました。恥ずかしさもあって、はじめは迷ったのですが、少しでも頭痛が軽くなるのならと思って、チャレンジしてみました。

C子　やっぱり皆さん、お友だちに教えてもらったんですね。私も同じです。健康診断で血糖値の高さを指摘され、食事制限でもしなければいけないかしらって考えていたとき、幼馴染から教わったんですよ。実は以前、耳にしたこともあって興味は持っていたんです。ですから、健康診断の結果が分かって、エネマを試したいという気持ちを後ろから押してくれたことになったとも言えるのかしら。

効果には個人差がありそうでも体調改善は体感できる

――健康面に不安をお持ちだった皆さんですが、実際に効果は感じられましたか？

A男　それまでは、検査の度に数値的なものが悪化の一途だったのに、コーヒーエネマを使ってからは進行が止まったんですよ。試して3年ですが、今では改善の兆しもあるんですよ。紹介してもらった時には、これ程よくなると思わなかったので嬉しいですね。体調もとても良いです。

B子　私も同じです。すぐに頭痛がおさまったのではありませんが、その頻度は徐々に少なくなってきています。間違いなく以前とは違うという感触はありますね。

C子　私もそうです。ちょうど5年になりますけど、今ではほぼ、健康な数値に戻ったと言えますから。確かに少しは食事に気を使うようにはなりました。でも、いわゆる食事制限をするようなことはありませんし、比較的、好きなものを食べて楽しく暮らしていますからね。

日々の積み重ねが作り出すエネマ・アンチエイジング

――体感できる健康のエピソードはありますか？

A男　検査の数値が健康を取り戻しつつある証ではあると思いますが、私が感じたのは便と体臭かな。最初は黒くて臭かったし、加齢臭も気になっていたんです。でも試しているうちに、健康的な便の色になり臭いも気にならなくなった。それどころか、家族から体臭が気にならなくなったって言われたんですよ（笑）。

B子　きっと体に蓄積された悪いものが排泄されたんじゃないかしら。私も便秘で悩むことがなくなりました。それだけでなく、顔のシミが薄くなったと思います。美白は期待していなかったから、なんだかご褒美をもらった気分になっています。

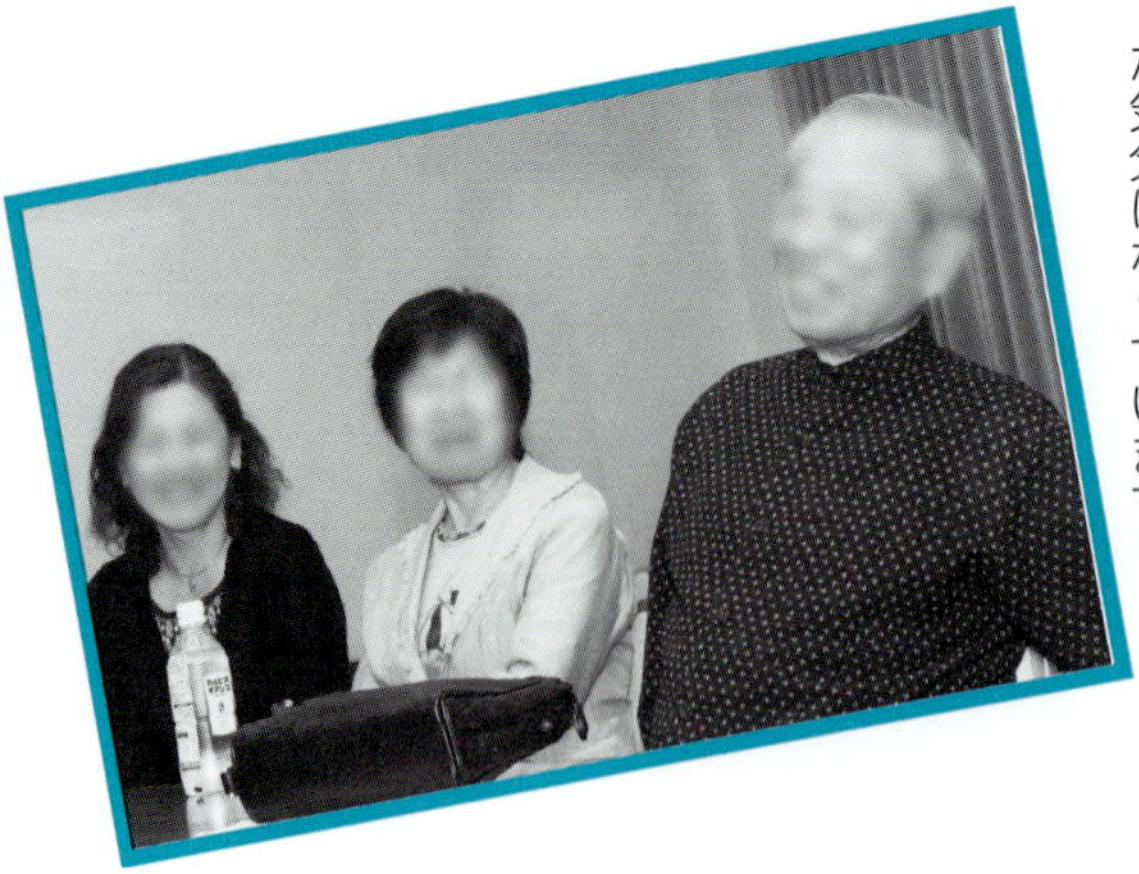

C子　それはあるわね。いくつになってもキレイでいたいと思うのが女性ですもの。私も顔だけでなく、全身が白くなりました。沖縄に住んでいると、日差しが強いこともあって色黒になりがちなんですけど、この年になって色白って言われるようになったくらいですもの（笑）

美容と健康の促進には年の差なんてない

――まだエネマを経験していない若い世代に何かアドバイスはありますか？

A男　日本人はよく働くと言われていますが、たくさんのストレスを抱えながら仕事をしていると思うんです。私も若いころはそういう一面がありましたからね。だからこそ、健康には気を使うべきだと思います。いろいろな健康法が取りざたされていますが、体にかかる負担も少なく、健康を手に入れられるエネマは一考の価値があると思いますよ。

B子　以前、若い女性に聞かれたことがあるのですが、恥ずかしさと同時に痛いんじゃないか？　と気にしている方がありました。冗談で「陣痛に比べたらかわいいものよ」なんて言うと、出産経験のある愛用者たちは「痛みはほとんどないですよ！」と、みんなで大笑いになりました。

C子　確かに心配や不安はあるかもしれないけど、私たちのように長く愛用している者に、分からないことは聞くといいんじゃないかしら。健康と若さ、若い人たちならこれに美しさが加わるんですもの。試さない手はないと思いますよ（笑）。

長くうまく愛用するには自分流で自然体がベスト

――最後にコーヒーエネマとうまく付き合う方法を教えてください

C子　健康維持はネガティブになると心身に良くないですよ。「うぁー、今日も排泄してすっきりした！」と前向きに明るく生活することが一番！

A男　気分を楽にして、やりやすい所で使っています。はじめはうまくできなくて、液がこぼれたりすることもありましたがね。でも、自分流に工夫すれば上手になりますよ。

B子　３ヶ月間のクルージングで世界を回る旅に出たとき、船内の豪華なディナーを毎日食べたいと思って、コーヒーエネマを夫婦で日数分持って行きました(笑)。生活の環境が変わって便秘で苦しむこともなく、美味しく食べて、毎日排泄したので、コーヒーエネマのおかげで楽しい旅になったんですよ。

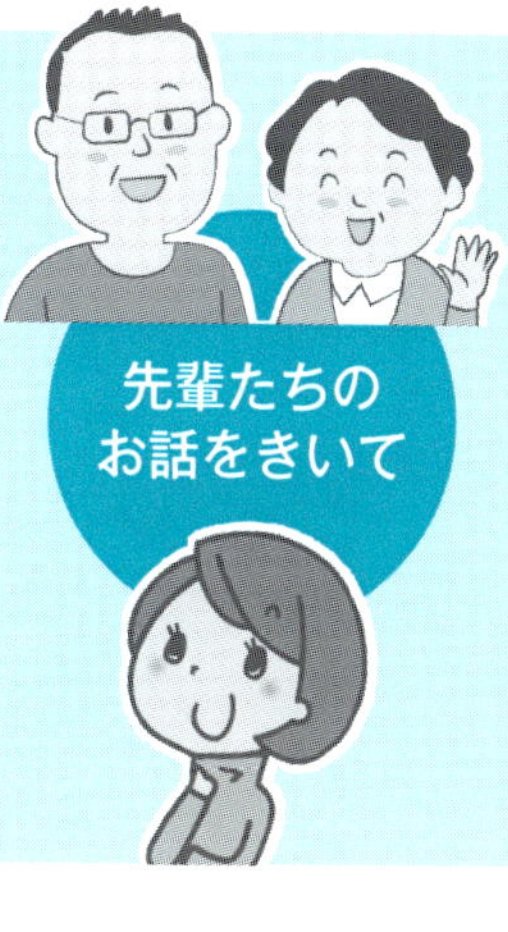

先輩たちのお話をきいて

D美　驚いたのは、皆さん肌のつやがあって色白、そしてお聞きした年齢よりずっと若く見えること。私もそういう風になりたいと思ったのが正直な感想です。あとは夫になんて話をしてみようかなって思いました（笑）。

E子　健康も肌も気になる年齢になってきたので、皆さんのお話はとても参考になりました。簡単にできるのも魅力だし、人知れずキレイで元気になれるのって何だか興味がありますね。

Column

腸内細菌のお話

腸内には約 100 種類、100 兆個もの腸内細菌が生息。そこには善玉菌と悪玉菌、どちらでもない日和見菌がいます。悪玉菌は発がん性を持つ腐敗産物を産生。悪玉菌が優勢になると日和見菌も一緒になって有害物質を作ります。

一方、善玉菌の働きは、悪玉菌を抑え、食中毒菌や病原菌の感染予防、発がん性をもつ腐敗産物を抑制し、ビタミンを産生。免疫力を高め血清コレステロールを下げる機能を担っています。

ビフィズス菌や乳酸菌などの善玉菌を増やし、善玉菌のエサとなるオリゴ糖や食物繊維を多く摂ることが重要です。

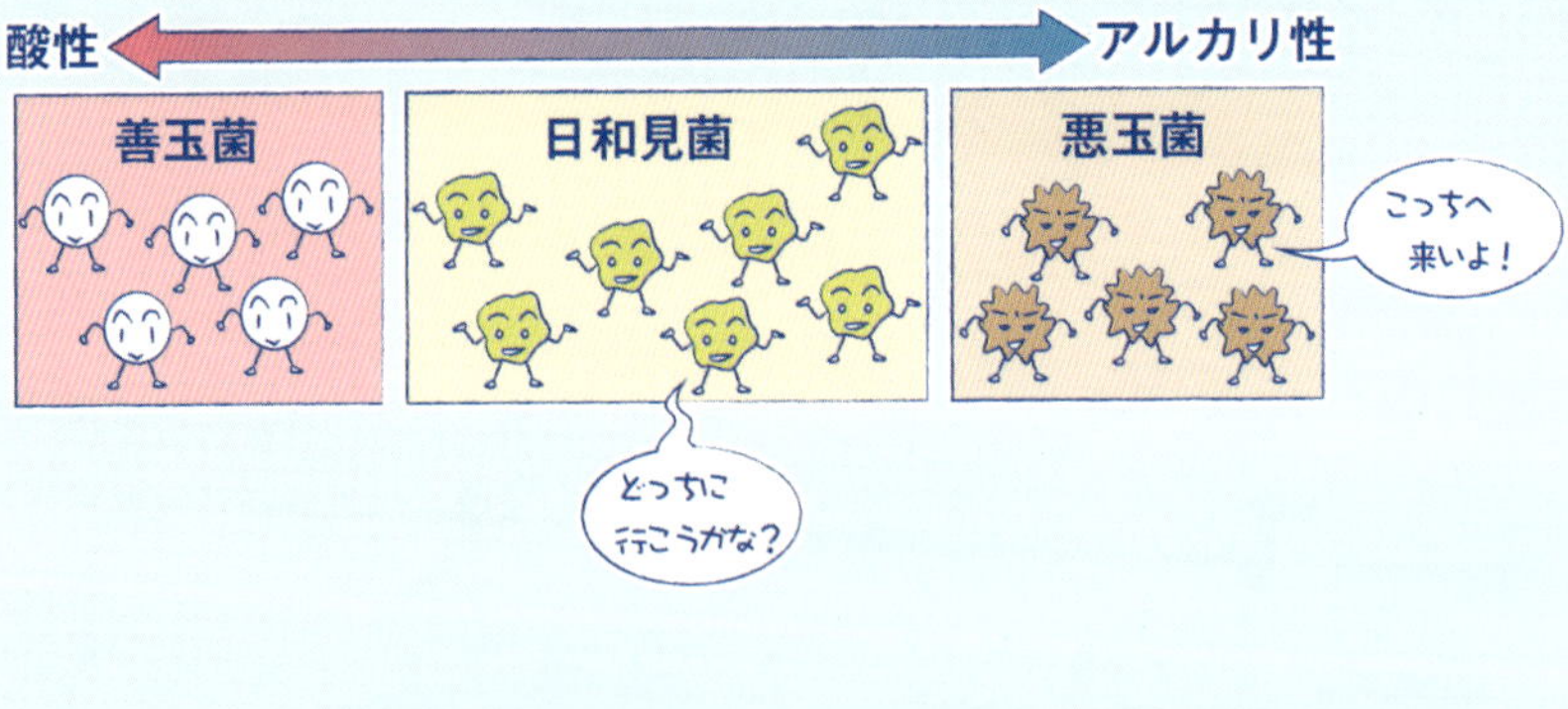

Part4

Coffee Enema

コーヒーエネマについてもっと知りたい！

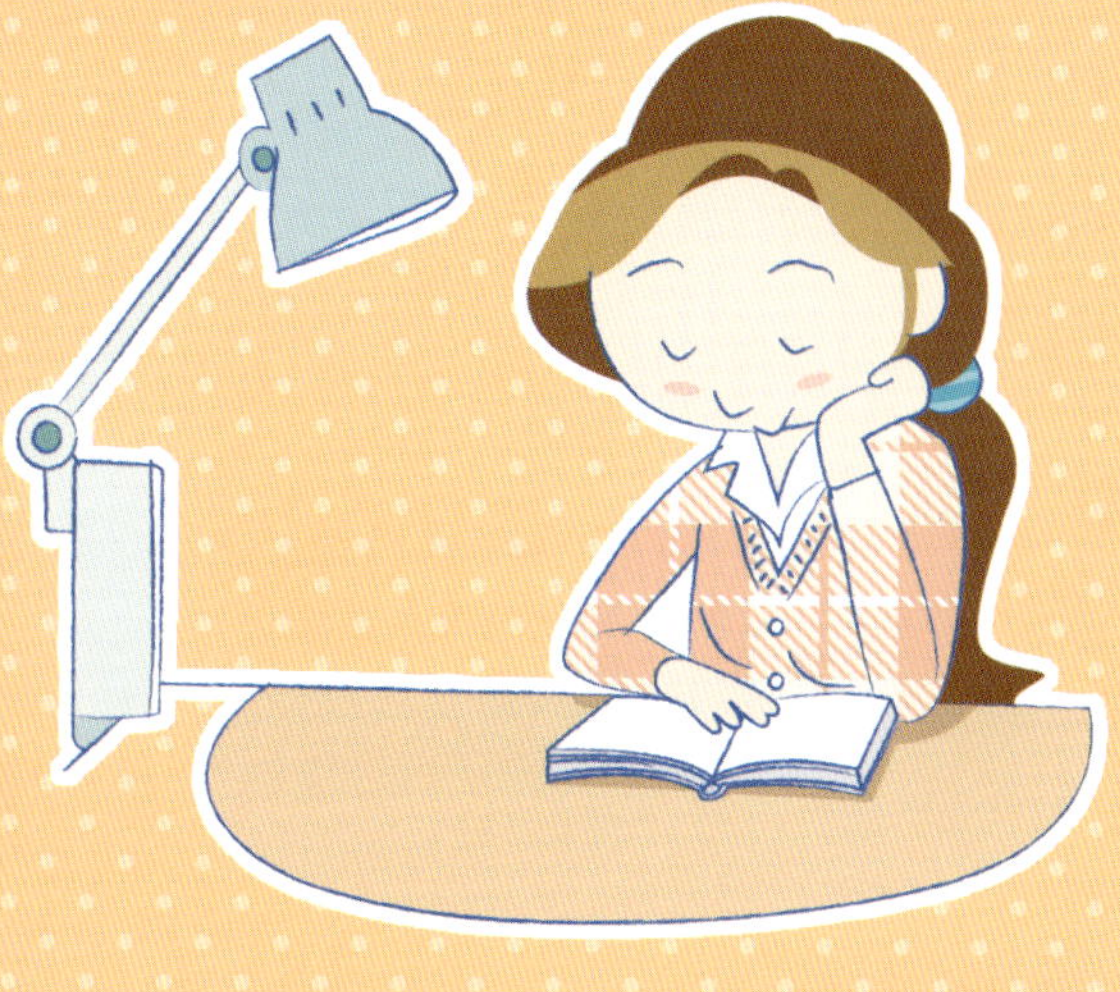

検証してみました

健康診断で体の健康度をチェック！

数値が高めの人に、コーヒーエネマを使っていただきました

健康診断の数値が高めの人を対象

健康のバロメーターは健康診断です。

年一回のペースでおこなわれている方も多いのではないでしょうか？　自分の健康が一目で分かる、まさに「体の通信簿」といえます。診断結果により、日々の生活習慣を見直す良い機会になります。

健診の結果、医師より「数値が高めです」といわれ、治療や投薬を受ける程ではない、経過観察の「いわゆるグレーゾーンの予備群を対象として、検証をおこないました。

１ヶ月間毎日２回おこなう

開始前にかかりつけの医療機関で健診を受けて、１ヶ月後に再度同じ機関で再チェックをしました。期間は２０１４年夏の１ヶ月間で、毎日朝晩２回コーヒーエネマをおこなっていただきました。

主な対象者は、特定健診（メタボ健診）の年齢40歳以上で、はじめてコーヒーエネマを使用する人、もしくは過去に使用したことがあっても、最近は使用していない人です。

これまでと同じ生活をおこない、軽い運動やバランスのよい食生活も心掛けていただきました。

健診結果の基準値と受診推奨値

検査項目の基準値や推奨値は、自治体や保健組合、医療機関により多少の違いがあります。また、日本動脈硬化学会や日本高血圧学会など、学会の推奨値などもありますので、治療となる数値は医療機関により異なります。

また、複数項目の数値が関連しますので、経過観察や生活改善指導、要治療などは、必ずかかりつけの医師に相談して、治療開始時期が遅れないようにしましょう。

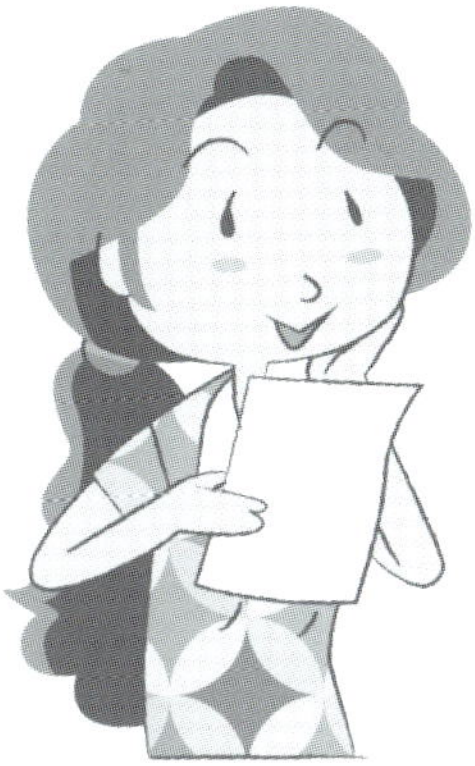

検査ノート

対象者	30 人　(男性 6 人 女性 24 人)
年 齢	30 代 2 人、40 代 5 人、50 代 8 人 60 代 10 人、70 代 5 人
検診項目	1. 血圧　2. 脂質 (中性脂肪、LDL) 3. 代謝系 (血糖値、ヘモグロビン)　4. 肝機能

※居住地は沖縄、福岡、兵庫、大阪、奈良、岐阜、富山、神奈川、千葉、群馬の 10 府県

数値の改善があった人　24 人 (男性 3 人　女性 21 人)
数値の改善がなかった人　6 人 (男性 3 人　女性 3 人)
複数改善者は 7 人です。数値が下がらなかった項目は、
中性脂肪 4 人と代謝系 (血糖) 2 人でした。

1 血圧

基準値 140／90 mmHg未満
（メタボ検診 では130／85 mmHg未満）

対象者	開始前	終了時
54歳 女性	168／95	128／78
59歳女性	164／100	156／101
65歳女性	146／81	127／70
56歳女性	156／96	123／86

※いずれも健診時に医療機関で測定した数値です。

2 脂質

中性脂肪

基準値 150mg/dl未満

対象者	開始前	終了時
46歳女性	169	147
63歳女性	202	104
33歳女性	310	75
73歳女性	231	99
48歳女性	202	120
63歳男性	171	112
63歳女性	155	141
46歳女性	212	115

LDL（悪玉）コレステロール

基準値 140mg/dl未満

対象者	開始前	終了時
60歳女性	172	154
60歳女性	146	126
70歳女性	135	104
61歳女性	176	139

※ HDL（善玉）コレステロール 40mg/dl 以上と中性脂肪から診断。

③ 代謝系

血糖値

基準値　空腹時100mg/dl未満
正常高値110mg/dl未満

対象者	開始前	終了時
57歳女性	111	94
41歳女性	115	92
63歳男性	128	111
64歳女性	136	129
54歳女性	239	142

※正常高値を超えた場合は早めに受診ください。

ヘモグロビンA1c (NGSP)

基準値　6.2%未満

対象者	開始前	終了時
63歳女性	5.6	5.4
77歳女性	6.0	5.7
55歳男性	12.0	11.8
48歳女性	5.6	5.5
52歳男性	9.6	8.7
59歳女性	5.7	5.2
63歳男性	6.1	5.9

④ 肝機能

基準値　GOT(AST)基準値　40 U/L以下
γ-GTP基準値　男性75 U/L以下　女性35 U/L以下

対象者	開始前	終了時
50歳 女性	GOT 100	81
41歳 女性	γ-GTP 48	32
66歳 女性	γ-GTP 172	143

ふくろう博士の一口メモ

若いうちから生活習慣病予防を！

20代からの若年層にも、メタボ予備群が増えています。若いからと過信しないで、自覚症状がなくても定期健診を受けましょう。

研究対象者の声

健康診断の数値がよくなりました！

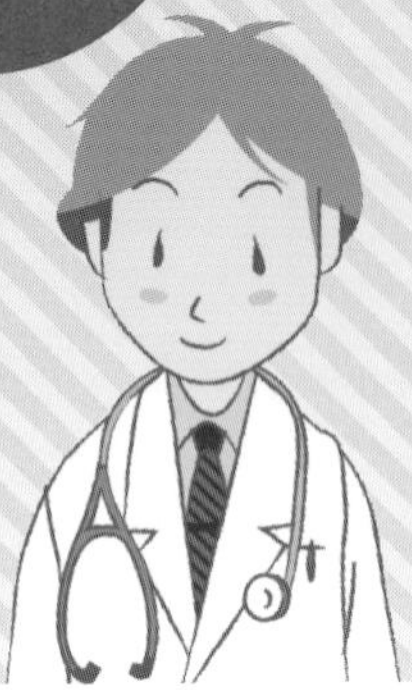

かかりつけ医から「これ以上、数値が上がらないようにしましょう」といわれ、朝晩２回のコーヒーエネマを１ヶ月間使用した結果、数値が改善した方々の声です。

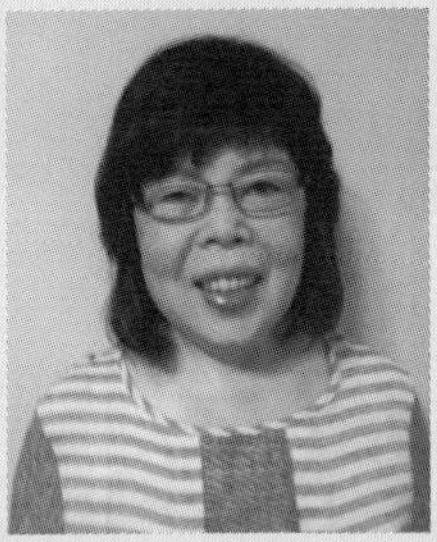

C・Yさん

63歳 女性　沖縄県浦添市

実施期間　6月27日～7月27日

中性脂肪　開始前 202 ▶終了時 104

基 準 値　150未満

8年前、便秘のときだけ使用していましたが、最近は使っていませんでした。少し肥満気味になり、自覚症状は全くないのですが、今年の人間ドックで中性脂肪が高めといわれました。今回参加して、わずか１ヶ月の使用で正常値になり、ヘモグロビンA1cも5.6から5.4に下がり驚いています。特に体重の変化はありませんが、体が軽くなり体調はとてもよいです。

E・Sさん

61歳 女性　神奈川県横浜市
実施期間　7月1日～8月1日
LDL-コレステロール
開始前176 ▶終了時139
基準値　140未満

はじめて使用しました。3年前から総コレステロールが高めとなり、今年になって悪玉（LDL）も高くなりました。これまで運動や食事改善をしても変化はなく、基準値を超えたので心配でした。エネマを使って改善され驚いています。また、便の悪臭が少なくなり、シミが薄くなり肌が白くなってきました。これからは「数値が高いのは歳のせい」と諦めないようにします。

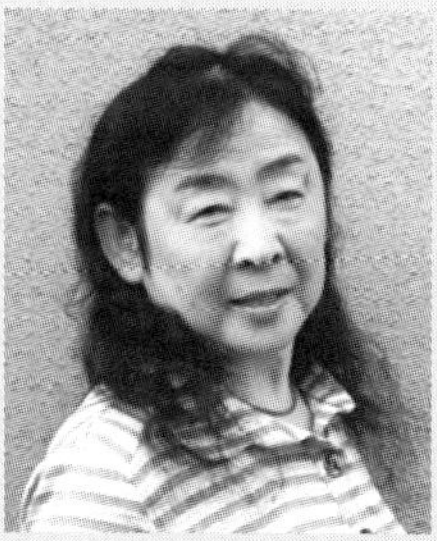

N・Mさん

65歳 女性　奈良県奈良市
実施期間　7月7日～8月7日
血　圧　開始前146／81
終了時127／70
基準値　130／85未満

2～3年前に使用経験はありますがしばらく使っていませんでした。最近になって血圧が正常高値を超えて高めになり、首が重だるく疲れを感じることが多くなりました。今回参加して、毎日朝晩2回おこなったところ、すっかり正常値に戻り、首の不調も改善しました。介護疲れからストレスもありましたが、精神的にも晴れやかになり、肌も艶やかできれいになったと思います。

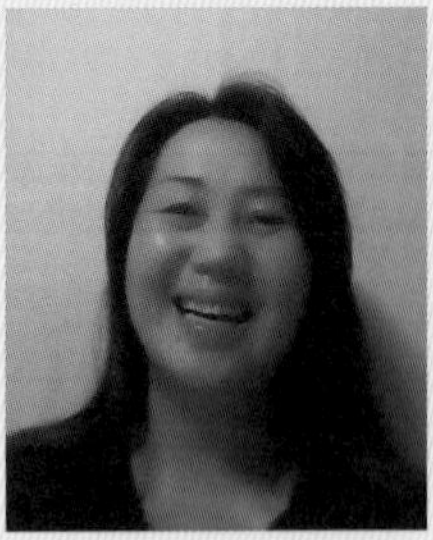

Y・Aさん

50歳女性　千葉県船橋市
実施期間　7月5日～8月5日
肝機能 GOT　開始前 100 ▶終了時 81
基 準 値　40未満

昨年10月の健診では正常でしたが、今年5月には異常に高く、再検査しました。しかし数値が高いだけで病気は何もなく、医師から「更年期障害で飲んでいる薬による肝障害では」と薬を止め、運動するようにいわれました。でもすぐには下がらないので、伯母のすすめで今回エネマをはじめて使用したところ、少し改善されたので続けてみます。健診で分かってよかったと思います。

T・Mさん

52歳男性　福岡県福岡市
実施期間　7月22日～8月22日
糖代謝 ヘモグロビンA1c
開始前 9.6 ▶終了時 8.7
基 準 値　5.6以上　4.6～6.2

自分は健康だと信じていたので、今回、健診を受けて数値が高いと分かり驚きました。医師からは生活改善を厳しく指導され、飲酒量を少し減らし、散歩するようにしています。はじめてエネマを使用したところ、朝の目覚めがよくなり、頭痛も軽減して仕事への活力が出るようになりました。これまで「疲れているだけ」と思っていたのですが、この調子で健康管理をしたいと思います。

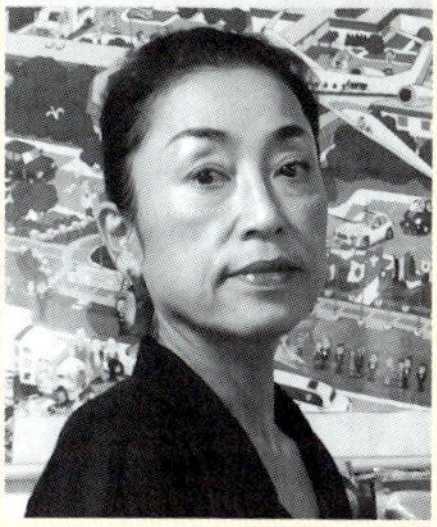

K・Tさん

54歳女性　兵庫県西宮市

実施期間　7月20日～　8月20日

血　　圧　開始前　168／98

　　　　　終了時　128／78

基 準 値　130／85未満

2年前からエネマを時折使っていましたが、はじめて朝晩2回きちんとおこない、長年高かった血圧が1ヶ月で戻り、かかりつけ医も驚いています。7年前は更年期障害からうつ病になり4年間も薬を飲み、助産師なので夜勤があるとお腹がはり、便秘薬を使うこともありました。今回はエネマを毎日使って、夜もよく眠れるようになりました。毎朝気分も爽快になって、本当に嬉しいです。

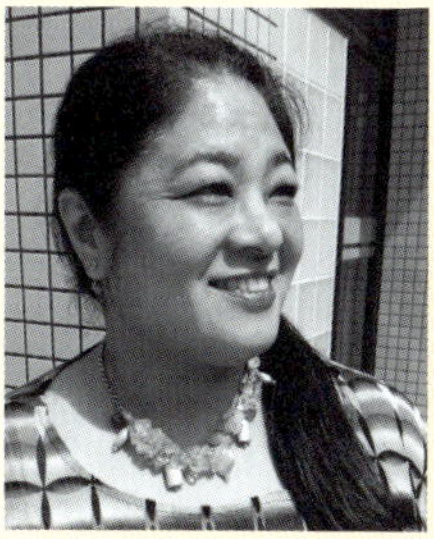

U・Rさん

47歳女性　沖縄県那覇市

実施期間　7月24日～8月24日

中性脂肪　開始前212▶終了時115

基 準 値　150未満

はじめて使用しました。少し前から中性脂肪が高く、基準値を超えたので気になっていました。この期間に食事の摂取制限などしていないのに、朝晩2回のエネマを使用しただけでこれだけ改善して、とても嬉しいです。また、体重は減っていませんが、太ももや腰周りが引き締まった感じがしますので、続ければダイエットになると思います。

これからも健康を維持したいと思います。

関連文献

コーヒーエネマ、ゲルソン療法の効果については、全国の研究機関などでも調査が進められ、実際に立証されています。主な文献をご紹介します。

●タイトル：コーヒーエネマの効果に関する検証

（会議録）

筆者：中原 敏博 他 11 名

（鹿児島大学大学院医歯学総合研究科 社会・行動医学講座など）

概要:コーヒーエネマの効果を心理医学的に検証。水でおこなった７人と、コーヒー入りでおこなった７人で調べた結果、コーヒーエネマを続けている人達は、セロトニンが有意に上昇して、情緒面を安定させる効果が示唆された。また、NK 活性（※１）の上昇傾向が認められた。

学会誌：「心理医学」2009 年

（※１）ＮＫ活性：ナチュラルキラー細胞（NK 細胞）の働きを表す免疫力の指標。ＮＫ活性が弱い人はがんになる率が高くなる。野菜を多く食べ運動をおこなうと高くなり、喫煙や肥満では低くなる。

●タイトル：食事療法と自然療法 – ゲルソン療法 –

ゲルソン療法（報告）

筆者： 星野 仁彦（日本統合医療学会評議委員・医学博士）

概要：ゲルソン療法の歴史や内容を解説。さらに、患者に活用するための現代版改善点など食事療法を中心に示している。筆者は精神科医だが、自らの大腸がんをこの療法で克服した経験も報告。ゲルソン博士が提唱したコーヒーエネマによる解毒と肝臓機能の効果について、簡潔に報告している。

学会誌：「日本統合医療学会」2008 年

うそ？ ほんと？ なぜ？ コーヒーエネマに関するQ&A

愛用者が増えているコーヒーエネマ。よかったと喜びの声もある一方、はじめての人には誤解や不安もあるようです。正しい情報を得てから使いましょう。

Q 英国王室のチャールズ皇太子も、コーヒーエネマを使っている？

A 代替療法として、コーヒーエネマの推奨を公表しています。

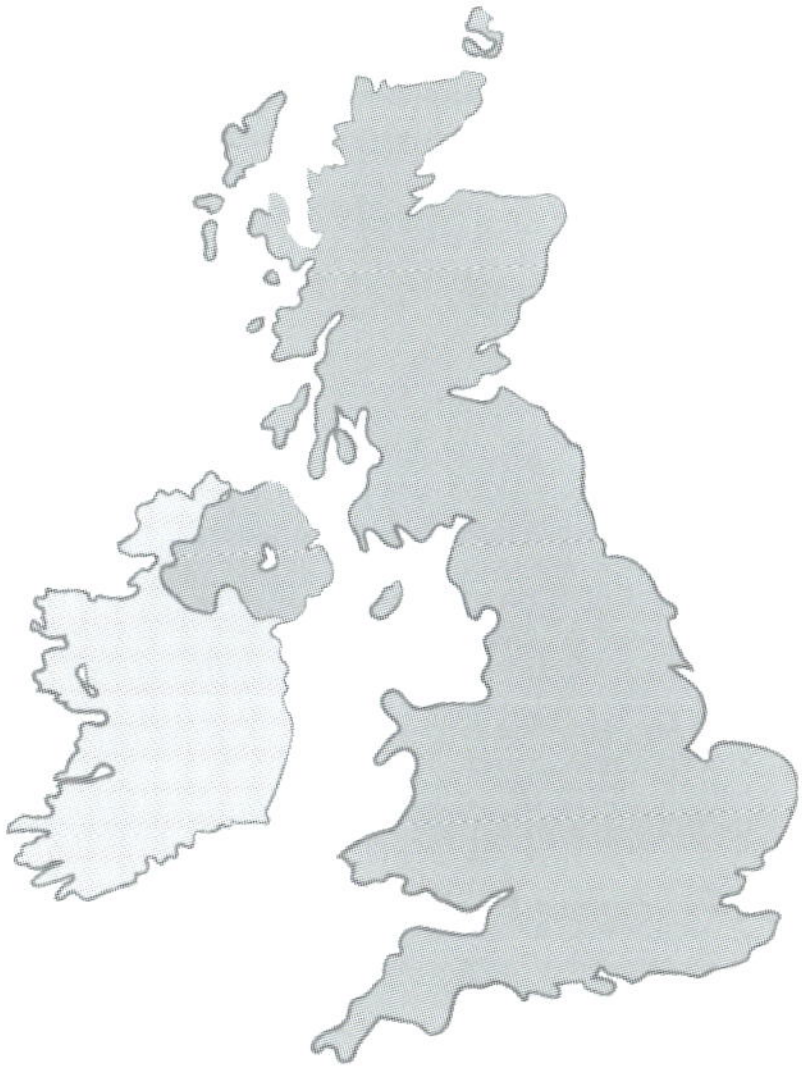

2004年7月の英国誌に掲載された内容が、同年8月「週刊新潮」の記事となり、見出しが「コーヒー浣腸で医者に叱られたチャールズ皇太子」だったため、日本でも話題となりました。事の発端は、チャールズ皇太子が民間療法や補完・代替医療を研究する財団を立上げ、国の研究資金がそこに流れることに、英国腫瘍学協会元会長が「王室の権威や権力を濫用するな」と、がんの科学的治療を無視していると怒り、公開書簡を発表したことでした。王室に対するその挑発的な内容が、世界的にも大きな反響となりました。

しかし、チャールズ皇太子は、自ら家庭菜園で有機農法を実践し、代替療法を今も強く支持。自身の公式サイト（英語）には、そうした活動が報告されています。

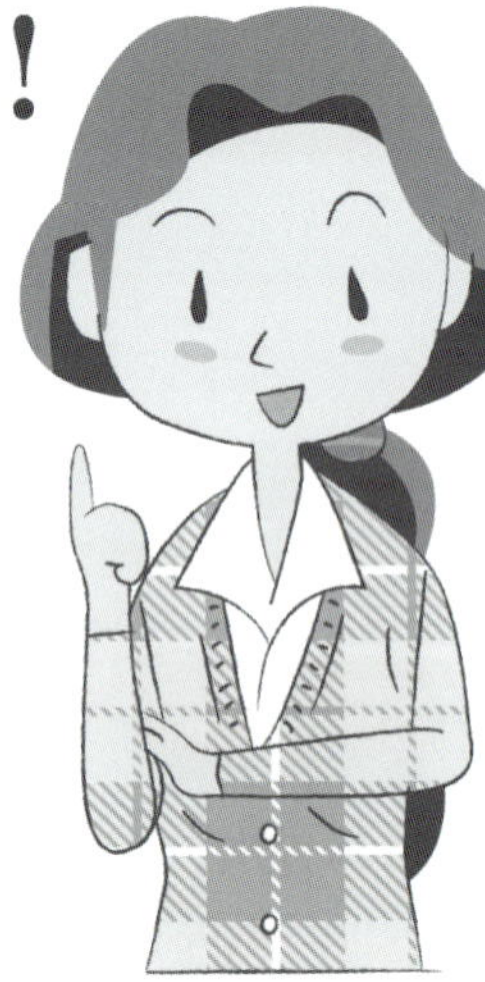

Q ネット情報で「コーヒー浣腸、死の危険も…の書込みは本当？

A 国内関連機関を調べても、コーヒーエネマが原因で死亡した報告はありません。

誤解を生んでいるのは、2010年12月に、第三者にコーヒーエネマをおこなった医師法違反の疑いで、診療所経営者ら3人が逮捕された件を書いたネット記事のタイトルです。文中に「失敗すると死に至る可能性がある（かも）」の医師によるコメントが掲載され、これが他の書込みに転用されているのが真相で、いわゆる〝うわさ話〟です。

ところで送検された3人は不起訴処分で、診療所は現在も営業しているそうです。

Q　コーヒーエネマ商品の中身は、どの販売品も同じ？

A　コーヒー濃度を検査したところ、カフェイン含量は違っています。

成分分析をおこなうと、明らかにコーヒー濃度に違いがみられました。1回分のカフェイン含量は、A社51㎎、B社97・65㎎、C社210㎎。分量が少ないと本来の効果は期待できないため、ゲルソン療法ではカフェイン含有は厳しく定められています。（分析検査機関：日本食品分析センター）

Q　コーヒー液がなかなか入らないのですが…。

A　原因の1つは、腸内のガス量が多いことです。

便意をもよおしたらすぐに排泄して、便やガスを出した後、再度やり直すとスムーズに入ります。脂が多い肉類やケーキなど高タンパク、高脂肪の食事はガスを発生させやすい食品です。

Q 注入後12分も溜めておけないのですが…。

A 無理に我慢をせず、体の要求に従って排泄してください。

注入されたコーヒーのカフェインが全部体に吸収される時間が12分といわれます。できるまでに何ヶ月もかかる方もあり、個人差がありますので、あせらずゆっくりと取組んでください。

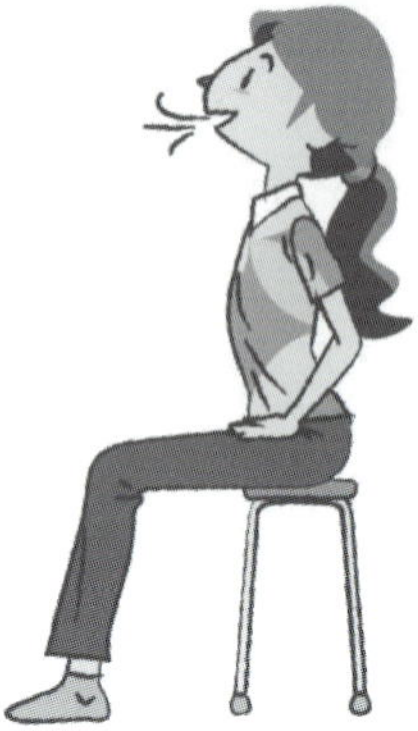

Q コーヒー液だけ出て便は出ていないのでは？

A 便秘気味の人は、固形物がどっさり出てくると思われますが、便の多くは半液体状態になりコーヒー液と混ざって出ます。コーヒー液と便がほぼ同系色のため、分かりにくく、出ていないと思われますが、臭いは明らかに違います。

Q 常用すると自然排泄ができなくなるの？

A いつでも自然排泄ができます。腸のぜん動運動を妨げる滞留便がなくなるので、おのずと本来の自然排便ができるようになります。続けていると、腸に溜め込む習慣がなくなり、エネマをしない日でも通常のお通じがあります。

Q 善玉菌も全部出て腸内細菌がいなくなる？

A お腹には100兆個ほども腸内細菌が住んでおり、毎日死滅と発生を繰り返していますので、善玉菌が無くなることはありません。また、エネマ専用のコーヒー液には、善玉菌を増やすための成分が入っており、腸内環境を守っています。

Q 市販の缶コーヒーで代用してもよいですか？

A 原材料の成分が違うので、おすすめできません。エネマ専用のコーヒー液は、トラブルを防ぐための含有成分が入っています。また、より効果的におこなうために必要なカフェイン量が入っていますので、効率的におこなえます。

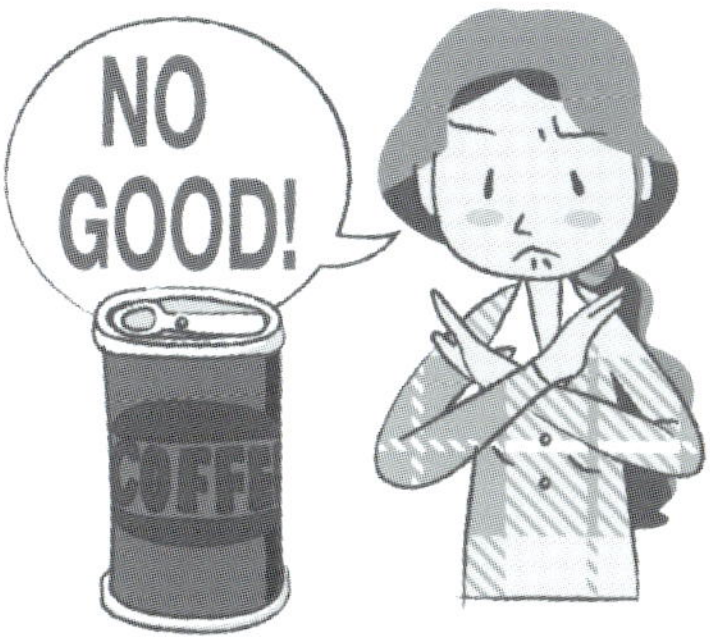

Q 1日に何回おこなっても大丈夫？

A ゲルソン療法では患者に対して、4時間毎の使用をすすめています。しかし、健康な人は、多くても1日2回程度にしましょう。コーヒーエネマは治療薬ではありませんので、症状のある方は医師に相談してください。

Q　コーヒーエネマをしてはいけない人は？

A

開腹手術後に、２週間を経過していない人はできません。基本的にはどなたでもできますが、お子様や高齢者など自分でできない人と、妊娠初期の方はおすすめできません。妊娠後期で便秘がちな方は、助産師など専門家にご相談ください。

Q　飲料コーヒーが合わない人はできない？

A　飲料用のコーヒーが合わない方でもできます。

心配でしたら少しずつ試してからお使いください。ゲルソン療法では、飲用は肝臓の働きを一時止めるので、制限していますが、コーヒーエネマは肝臓を助ける働きがあるので推奨しています。

Q　エネマをおこなうのは食後がよい？

A　食後より食前がよいです。

食後、食べ物が胃に入ると、腸も活動してぜん動運動が起こるので、コーヒー液が入りにくくなります。食前または食事と食事の合間にお

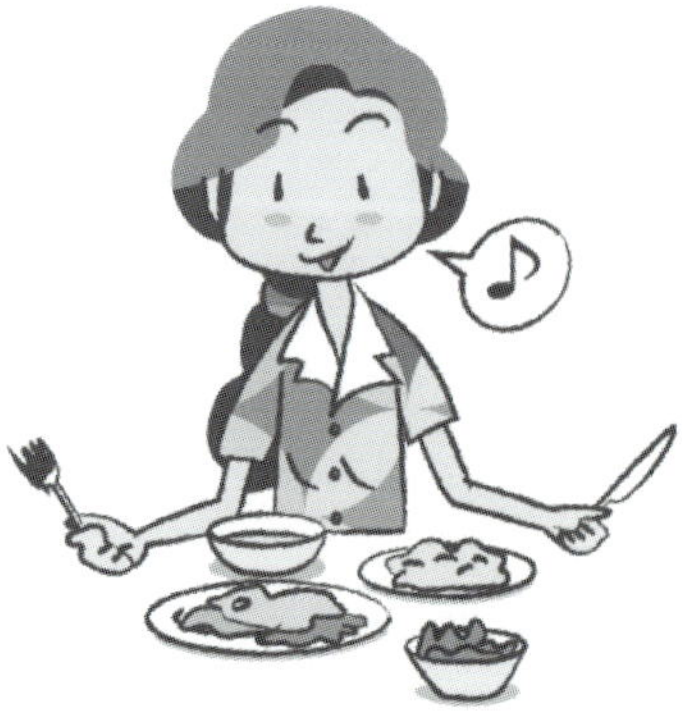

こなって、お腹の負担が少ないように工夫してください。

Q 毎日おこなうために注意することは何ですか？

A ジュースを摂るようにしましょう。

水分補給をおこない、低カリウム血症（電解質異常）を予防するため、野菜、果物のジュースを300㎖以上摂るようにしましょう。より効果的に活用するには、有機野菜の人参ジュースを併用して飲むことをおすすめします。

Q 薬を飲んでいるとエネマをしてはいけない？

A 薬ではないので、相互作用などの問題はありません。

コーヒー液の含有成分も、植物由来（天然素材）の食品です。薬は肝臓にも負担となり、機能低下につながりますが、コーヒーエネマは肝臓をサポートする働きがあります。

Q エネマのチューブの挿入は何㎝くらい？

A 数㎝程度から、最大で20㎝まで。それ以上は危険です。

チューブは長くないので深い挿入は不可能ですが、クリップの位置を固定すれば、長さの目安になります。挿入時は肛門を傷つけないよう、専用のオイルを塗ってください。

Q コーヒー液をうすめる水の温度はどれくらい？

A 手で触って温かいと感じる体温程度が、最も体に優しいです。

個人の好みもありますので、試してください。夏場と冬場やその日の体調によっても違うと思います。体に悪い熱すぎるお湯は、袋が対応できませんので不可能です。

Q 宿便は1回のエネマですぐに解消する？

A 毎日おこなえば、一週間程でお腹のはり感は解消します。

コーヒーエネマで腸内洗浄（解毒）をすると、当初は排泄物が黒っぽく、強い悪臭がします。宿便がなくなり、肝機能が回復すると、本来の黄土色の便に変わり、悪臭は消えます。

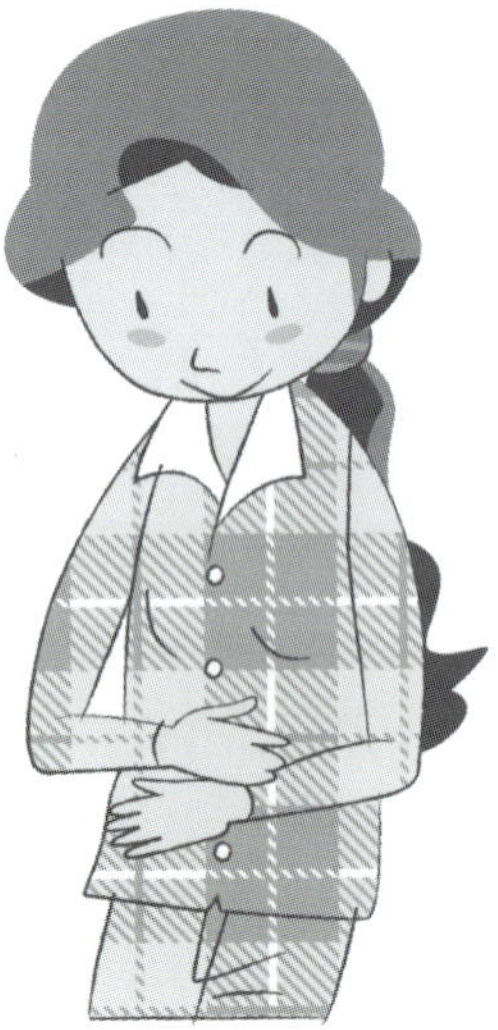

エネマ用品紹介

エネマ専用のコーヒーは、濃縮液の瓶入りとフリーズドライの顆粒状があります。注入も専用の器具を使っておこないましょう。各社とも、器具やコーヒーは使いやすいように工夫されていますので、自分に合ったものをしっかり吟味して選びましょう。

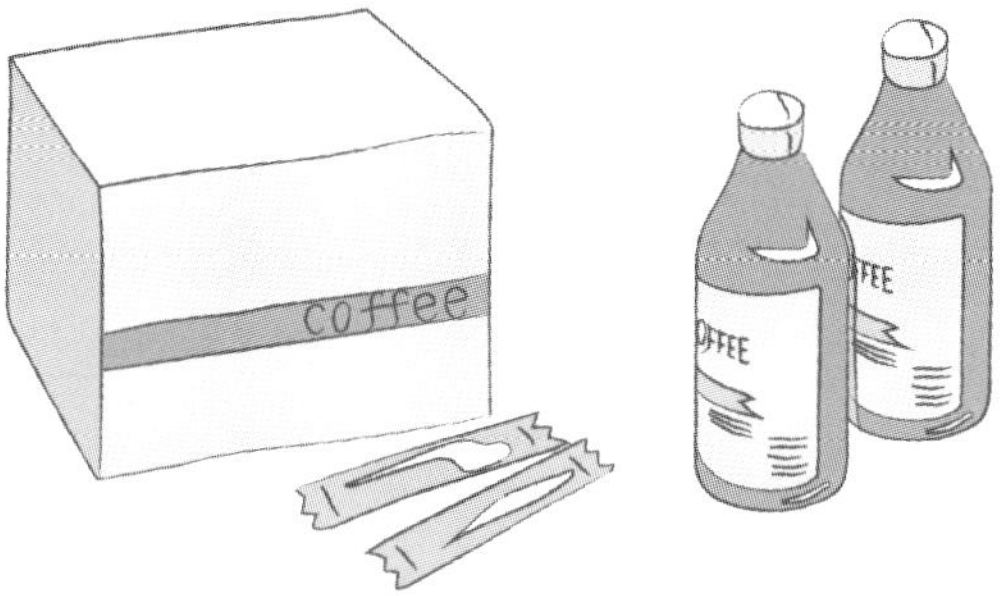

エネマ用コーヒー

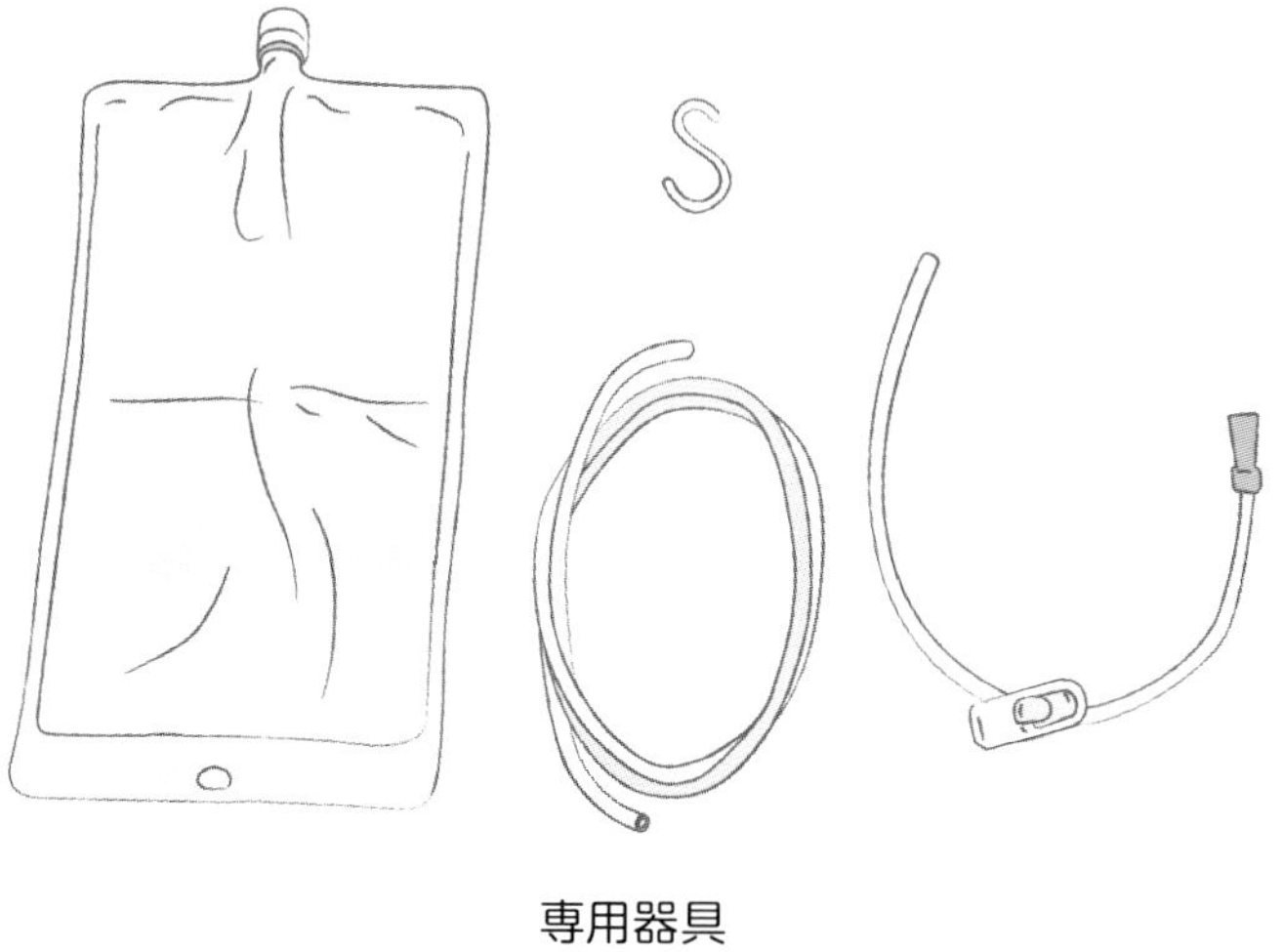

専用器具

[監修者プロフィール]

渡邉勇四郎（わたなべ　ゆうしろう）

1940年生れ。新潟大医学部卒、慈恵会医科大研修医、聖マリアンナ医科大助教授、国立感染症研究所でC型肝炎ウイルスを研究するなど肝臓病学、内科学が専門。現在は厚木佐藤病院の内科医師。

STAFF

制作進行管理
OFFICE-SANGA

本文デザイン・装丁・DTP
it design（タカハシイチエ）

イラストレーター　江崎善晴

カメラマン　峰村隆三　大石芳也

モデル　有紀乃

ヘア&メイク　春日井翠

編集協力　オフィス春野
株式会社 バレエ・キャスト・エージェンシー

取材協力
株式会社ハウ　TEL 03-3827-6431
株式会社イー・有機生活　TEL 0120-129-878

腸内すっきり！ コーヒーエネマ
ゲルソン療法で便秘解消、お肌もつるつる

2014年10月10日　初版第1刷発行

※本書で解説している方法はあくまでも健康法であり、病気などの症状を必ずしも改善させるものではありません。治療が必要な場合は必ず医師の診断を受けてください。

監　修　渡邉勇四郎
発行人　桑田篤
発行所　ATパブリケーション株式会社
〒105－0001　東京都港区虎ノ門1-17-1
虎ノ門5森ビル4F
TEL:03-5510-7725　FAX:03-5510-7726
http://www.atpub.co.jp
印刷・製本　シナノ書籍印刷株式会社

ISBN978-4-906784-30-1 C2077